原田純・熊本美加・スドウユイ 著
関口由紀 医療監修

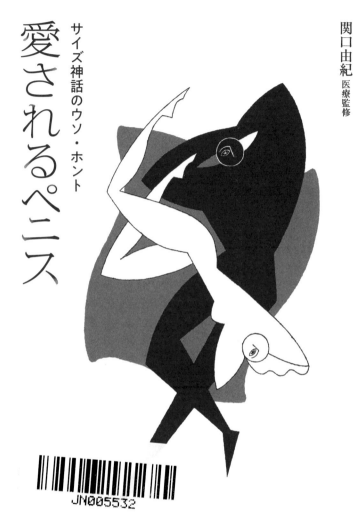

サイズ神話のウソ・ホント

愛されるペニス

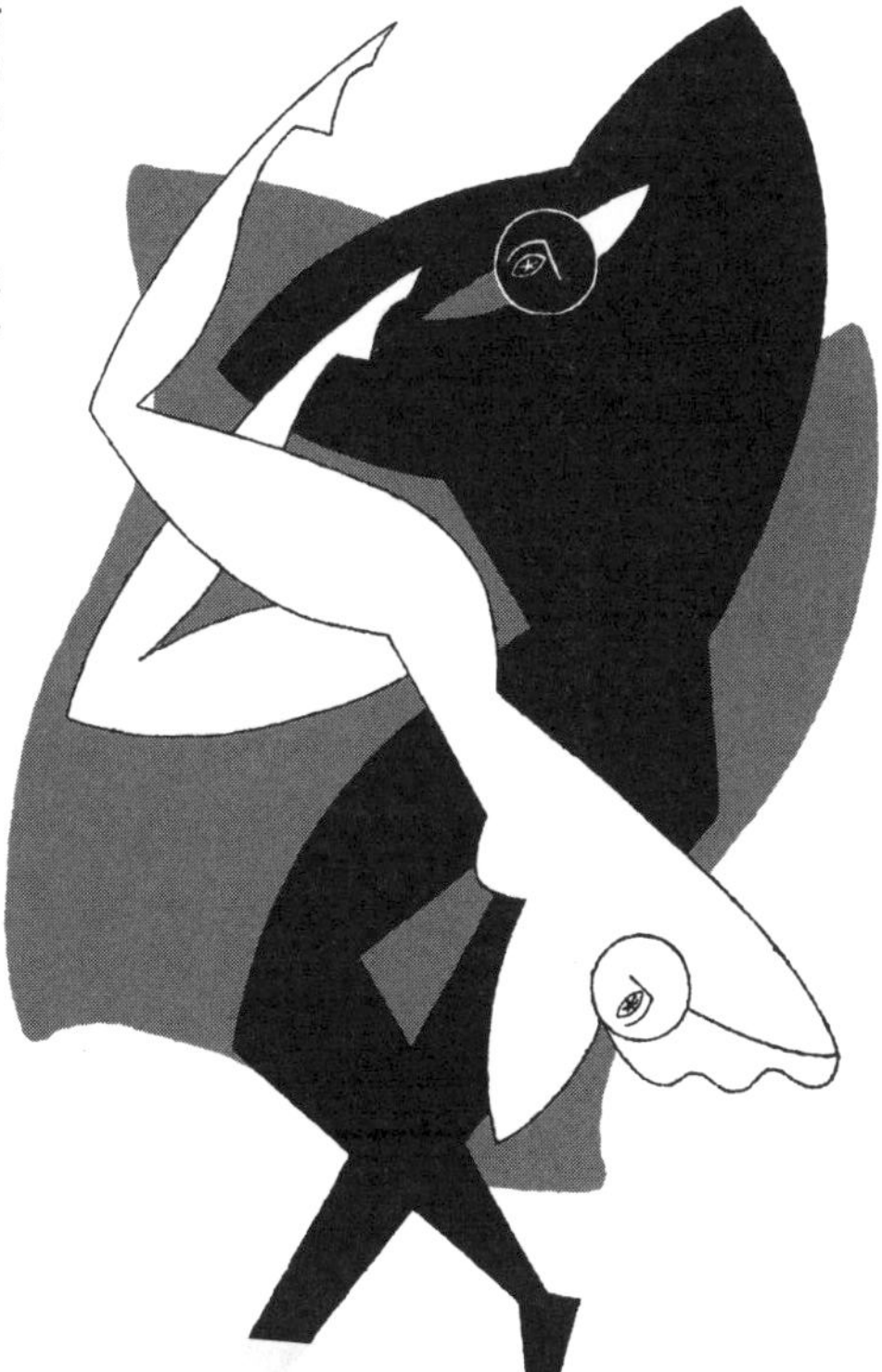

What women want in a penis.

径書房

まえがき

「ペニスのサイズがプラス◯cm！」「圧倒的な増大力！　奥様も仰天！」

男性誌やインターネットで、こんな広告を目にすることは珍しくありません。自分のペニスに満足できず、もっと大きなペニスが欲しいと思っている男性が少なくないからでしょう。

だけど、薬を使ったり手術をしたりすれば、本当にペニスは大きくなるのでしょうか。いえ、そもそも、ペニスを大きくする必要なんて、本当にあるのでしょうか。

男性は、大きなペニスのほうが女性を喜ばすことができると思っているようですが、それは本当でしょうか。ひょっとしたら男性は、女性の思いとは関係なく大きなペニスにあこがれ、劣等感をつのらせたり優越感に浸ったりしているのではないでしょうか。

数年前のことです。ロンドン大学の研究者たちが世界規模で行ったペニスのサイズの分析結果をもとに、日本の泌尿器科医であるA医師が「ペニス偏差値チェッカー」というウェブツールを開発しました。

これをA医師が開発したのは、外来で患者さんと向き合うなかで、「自分のペニスは普通なのか？」という質問を受け続けてきたことがきっかけでした。ペニスのサイズの平均的数値を示し、「医学的にはまったく問題ない」といくら説明しても納得してもらえない。そこで、ペニスについて正しい知識をもってもらいたいと考え、日本人に馴染みのある偏差値を使って、医学的にも信頼できるツールを開発して公開したのです。

このツールは、自分のペニスの長さと太さを測り、その数値を入力すると、瞬時に自分のペニスの偏差値が表示されるというもの。インターネットで公開されるや否や、新聞などで取り上げられて大きな反響を呼び、多くの人が、利用するようになっていきました。

私たちはこのウェブツールに強い関心をもち、A医師の了解のもと、ツールを利用して偏差値を測った人たちにアンケートを実施。私たちの呼びかけに応じて、152人がアンケートに有効回答をくださいました。

ところが、そのウェブツールに対し、「ペニスの大きさで悩んでいなかった人が、自分の偏差値を知って劣等感をもってしまう」という批判が寄せられたのです。

なるほど、確かにその可能性は否定できません。開発者のA医師は、「治療の要不要を判断するのが医者の務め、偏差値チェッカーはその範囲を逸脱しているのではないか」と考えた末に、ウェブツールを閉鎖。現在、このツールを利用することはできなくなっています。

けれども私たちは、偏差値チェッカーに寄せられた、この批判に対して違和感をもたずにはいられませんでした。この批判には、パターナリズムの匂いがあると感じたからです。

パターナリズムとは、強い立場にある者が、弱い立場にある者に対し、「これが本人のためである」として自分の判断を押し付けることをいいます。たとえば医師が、「専門的なことを言っても患者にはわからないから」と言って、十分な説明をせず勝手に治療法を決めてしまったり、親が子どもの気持ちを考えずに進路を決めてしまったりするような場合です。

「小さいペニスの人が傷つくから、客観的事実は知らせないほうがいい」という意見は、一見「優しさ」のようですが、それは本人の「自分の人生を自分なりに生きていく」という意志や思いだけでなく、本人の才覚や力量を軽視するパターナリズム。日本語では「父権的温情主義」などと訳される行為ではないかと感じたのです。

加えてもうひとつ、気になることがありました。それは、この批判が「ペニスは大きいほうがいい」ということを前提にしていることです。

ペニスは、これまでずっと、大きいことがベターだと考えられてきました。だからこそ、多くの男性が、ペニスが大きく太くなることを願っているのでしょう。けれども、その思いにとらわれると、「自分のペニスは確かに小さいが、それを補ってあまりある○○がある」と考えることが難しくなります。

人の魅力を測る物差しは、何本もあります。美醜を測る物差し、財力を測る物差し、他人に対する共感力や思いやりの深さを測る物差しなど、挙げればキリがありません。ペニスの大小を測る物差しは、そのうちのひとつにすぎないのです。

けれども、この何本もある物差しのなかで、ひとつの物差しだけが異様に大きくなってしまうことがあります。そうなると人は、大きくなってしまった、その物差しだけで自分を測るようになります。すると、さらに困ったことが起こります。その大きくなった物差しの目盛りが狂ってしまうのです。

ペニスも同じです。小さいことで劣等感を抱えている人や、逆に、ペニスが大きいことで優越感を味わっている人の「ペニスを測る物差し」は、たいていの場合、それ以外の物差し、たとえば「パートナーとのコミュニケーション能力を測る物差し」に比べて肥大しています。自分を、それ以外の物差しで測ることができなくなってしまうのです。

実際、女性たちに聞くと、ペニスの大小にこだわっている男性がするセックスは、独りよがりなことが多いといいます。ペニスが大きいことで優越感をもっている人も、小さいことで劣等感を抱えている人も、セックスでペニスが果たす役割を重視しすぎているため、パートナーの気持ちより、自分のペニスを（またはペニスでパートナーを）コントロールすることに熱心になってしまうからでしょう。

優越感と劣等感は、ともに客観性を失わせるという意味で表裏一体。自分のペニスを過大に、あるいは過小に評価していると、セックスで最も大切なことが、「パートナーと深く交わって一体感を得ること」ではなく、「自分が自信を得て満足すること」「男としての誇りを底上げして達成感を得ること」になってしまうのです。

これは男性が、大きく硬く勃起したペニスを挿入して女性を突き、クライマックスで射精して終了、という一連の流れが、セックスの唯一の手順であり、男性に課せられた当然の役割と考えているからでしょう。女性が、男性のペニスの大きさをさほど重要視していないことは、すでにあちらこちらでいわれています。それでも多くの男性が、いまだに大きなペニスにものを言わせる、マッチョなセックスへのあこがれを捨てきれずにいるのです。

以上のような考察を経て、私たちはペニスの大小を測る信頼のおける指標を本書で公開することにしました。まずは、自分のペニスが本当に大きいか、はたまた小さいか、冷静に、客観的に判断してください。

大きいと知って悦に入る人もいるでしょうが、そのような人ほど要注意。大きなペニスを挿入すれば、それだけで女性は満足すると思い込んで、想像力を欠いた自分勝手なセックスをしてしまう可能性があるからです。ペニスの大きな男性のマッチョなセックスは、女性に苦痛を与える可能性があります。ペニスが大きいからといって、手放しで喜べるわけではないのです。

逆に、ペニスが標準より小さいとわかって、がっかりする人もいるでしょう。ですが、がっかりする前に知ってほしいことがあります。小さいペニスは、マッチョなセックスをするには不利かもしれませんが、そこにこそ大きなチャンスがあるからです。

実は、多くの女性は、ＡＶで見るようなマッチョなセックスがあまり好きではありません。ですから、ペニスが小さい男性は、ペニスが大きい男性がするマッチョなセックスとは違うやり方を習得してください。それができれば、ペニスが大きいことに胡坐《あぐら》をかいている男性より、もっと味わい深いセックスができるようになるでしょう。

本書は、膣ケアやセックスについて新しい提言を行っている原田純と、男性ホルモンや男性医学の取材を長年続けてきた男性ホルモン専門家の熊本美加、出版元である径書房編集部の男性、スドウユイが共同で取材・執筆を行いました。

本書の監修は泌尿器科専門医で、男性・女性はもちろん、トランスジェンダーの診察・治療にもあたっている「女性医療クリニックLUNAグループ」理事長の関口由紀医師にお願いいたしました。それでも、本書の文責は、すべて原田純・熊本美加・スドウユイにあります。

なお、本書で紹介する学術論文やデータには、研究が進めば否定される可能性があるもの、さらには、相反する結論に至っている研究や、信頼性が薄いと思える研究もあります。客観的と思われる論文やデータであっても、盲信はなさらないでください。

さらに本書では、ペニスをもつのは「男性」で、パートナーは「女性」であるという前提で記述しているところが数多くありますが、性的マイノリティを否定するものではありません。

本書を通じてペニスについての知識を深め、ペニスの大小や、女性をコントロールするテクニックより、もっとずっと大切なことがあるとわかっていただければ幸いです。

ペニスに対して過剰な劣等感や優越感をもつことなく、究極のコミュニケーションツールであり、人間として大きく成長するチャンスにもなり得るセックスを、パートナーとともに、心から楽しめるようになってくださることを願っています。

目次 CONTENTS

第1章 自分のペニスの偏差値を知る

第2章

アンケートから見える男の本音

第3章

女性は本当に大きなペニスが好きなのか

第4章

サイズ以外のペニスの悩み（包茎、早漏、勃起不全など）

第5章 男性ホルモンを深掘りする

第1章

自分のペニスの偏差値を知る

男性はペニスの「何に」不満があるの？

みなさんは、自分のペニスについてどう思っていますか？「特に問題はない」「人に見られても平気」と思っていますか。それとも、「コンプレックスがある」「自信がないので、人に見られたくない」と思っていますか。後者であれば、あなたは、ペニスのどんなところに不満を感じているのでしょうか？

男性は、自分のペニスの外見や性能を、非常に気にしています。排泄や生殖というペニス本来の役割に問題がなくても、子どもからお年寄りまで、男性は自分のペニスのことをつねにどこかで意識しているのです。

男性がペニスのことをそこまで気にしているのは、それが自分の意志とは無関係に蠢《うごめ》いたり、鳴りをひそめたりしてしまうことに加えて、ペニスが男性の「シンボル」とされてきたことが大きいのでしょう。自分のペニスに自信があるか、満足しているかは、多くの男性にとって、自己肯定感や自尊心までをも左右する大問題なのです。

女性も当然、性的辱《はずかし》めを受けたり、セックスで満足を得られなかったり、相手に満足してもらえなかったりすると、自尊心や自己肯定感を保つことが難しくなります。けれども、男性の性の問題は、女性の性の問題に比べて、これまであまり語られてこなかったのではないでしょうか。男性は「女子どもの問題にかかずらうことなく、もっと大所高所に立って、政治や経済、哲学や科学に目を向けるべき」という風潮があったからでしょう。

けれども、ペニスやセックスが、その持ち主であり、主体でもある男性の健康や精神状態、さらには生きる意欲や活力にまで大きな影響を与えることが、最近、さまざまな医学的研究からも明らかになってきています。

男性は、人生に大きな影響を与えるペニスやセックスについて、いったいどのような悩みや不安を抱えているのでしょうか。

最初に紹介するのは、2017年にアメリカ、カリフォルニア大学の研究チームが、米国在住の18歳から65歳までの7、580人の成人男性を対象に行った調査研究です[1]。

この調査研究では、自分のペニスの通常時と勃起時、それぞれについて13の項目を挙げ、「満足している」か「不満をもっている」かの二択で回答を求めています。

挙げられている13項目は、長さ・太さ・色・亀頭の形・尿道の位置・皮膚の質感・曲がり・割礼の状態・睾丸の大きさ・ペニスの血管・陰毛の量・精液の量、性器の臭いと、多岐にわたっているのですが、その結果、自分のペニスに**不満をもっている男性は14%でした。**

彼らが最も不満を感じていたのは、以下の項目です。

■1位：通常時のペニスの大きさ

■2位：勃起時の長さ
■3位：勃起時の太さ

三大不満は「大きさ」「長さ」「太さ」。アメリカ人男性の不満は、サイズに関することに集まっているようです。それでも、不満を感じている男性はたったの14%。ほとんどの人が、自分のペニスに満足していることがわかります。

ところが、日本人男性は、アメリカ人男性に比べて、自分のペニスに自信がもてずにいる人が、かなり多いのです（55ページ参照）。読者のみなさんのなかにも、「勃起したときの大きさは標準か」「自分のペニスの形は普通なのか」と、不安を感じている人がいるのではないでしょうか。

アメリカのこの調査では、**自分のペニスに満足している人と比べると、不満がある人は、性行為もオーラルセックス（フェラチオ）の頻度も、少なくなっていることがわかっています。**自分に満足していないと、人目を気にしてオドオドしたり消極的になったりしてしまいますが、この調査からも、**自分のペニスへの満足度と、セクシュアルライフへの積極性が相関していることがわかります。ペニスに自信がもてないと、セックスに対して積極的になれないのです。**

あなたはどうでしょう？　自分のペニスに自信がもてないことが原因で、セックスに対して消極的になっていませんか。

ペニスのサイズの客観的指標となるロンドン大学の研究

胸に手を当てて思い出してください。自分のペニスに、こっそりと定規を当てたことはありませんか。銭湯やサウナで他人のペニスを盗み見て、自分のものと比べ、一喜一憂したことはないでしょうか。

男性にとってペニスは、物心がついたころから一緒に成長し、マスターベーションやセックスで活用し、思い通りにならないことも含めて、誰よりもよく知っているはずの「相棒」です。

それでも、人と比べてどうかとなると、人のものをマジマジと観察するわけにはいかないし、勃起したときは特に、自分のものと他人のものを比べる機会はほとんどないので、なんとなく不安に思っている人も少なくないでしょう。アダルトビデオ（AV）などで、男優のペニスばかり見ているせいで、自分のペニスを過小評価してしまっている人もいるようです。

ペニスは、**医学的には、通常時に4㎝あれば問題ないとされています**。しかし、それを聞いて、「オッケー、僕は安心だ」と納得する男性はほとんどいないでしょう。気になるのは、勃起したときのサイズだからです。「自分のペニスは、勃起したとき人より小さいのではないか」という不安は、なかなか払拭することができません。

ということで、次の研究を紹介しましょう。

２０１５年、イギリスの泌尿器科学会誌『BJU International』に、ロンドン大学の研究者グループによる分析研究が掲載されました。(2) 論文の大タイトルは『Am I normal?（私は普通？）』。ペニスのサイズに対する、世界中の男性の不安が垣間見えるようなタイトルです。

この研究は、欧米・中東・韓国などの約1万5千人の男性の、通常時と勃起時のペニスの長さと太さに関する20件に及ぶ研究データを検討し、エビデンスに基づいてまとめたものです。また、過去に行われたそれらの研究データを統合して、より信頼性の高い結果を求め、さらにそれをノモグラム（計算図表）にして発表した極めて質の高い研究です。

まずは、その研究で示された、ペニスの大きさの平均値を見てみましょう。[注]

■通常時　長さ：9・16㎝、太さ：9・31㎝（円周）

■勃起時　長さ：13・12㎝、太さ：11・66㎝（円周）

いかがでしょうか。

次は、同じくこの研究で示されたノモグラムです。

このノモグラムで使われている「パーセンタイル」とは、全体を１００とした場合、下から数えて何番目、または上から数えて何番目になるかを示す数値。つまり順位を表します。ですので、50パーセンタイルが50位（中央値）。１００人いたら、50番目ぐらいの大きさということになります。

注……このロンドン大学の研究は17歳以上のデータ。17歳以下には適応していない。

【グラフ1】通常状態および勃起状態のペニスの長さ

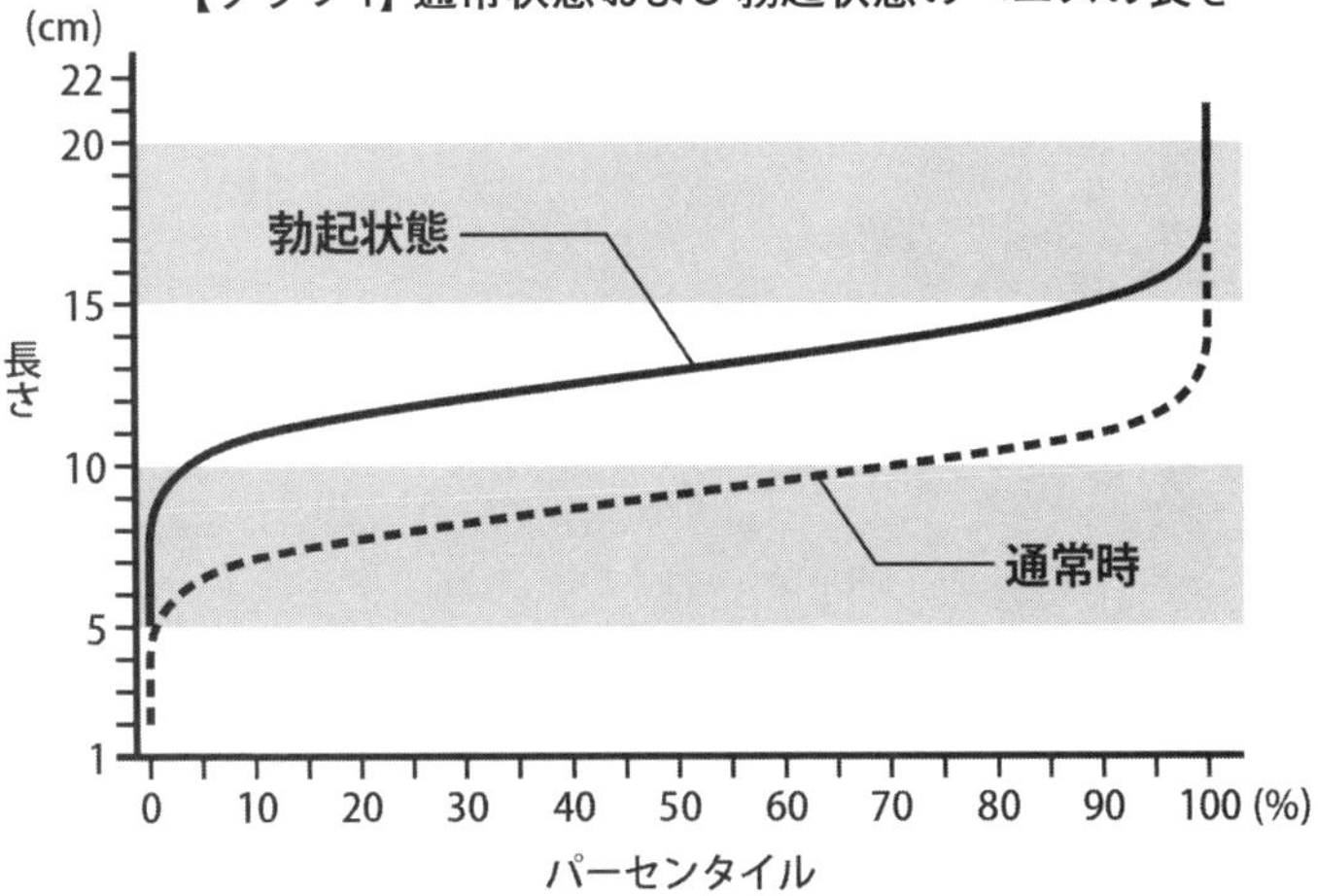

【グラフ2】通常状態および勃起状態のペニスの太さ

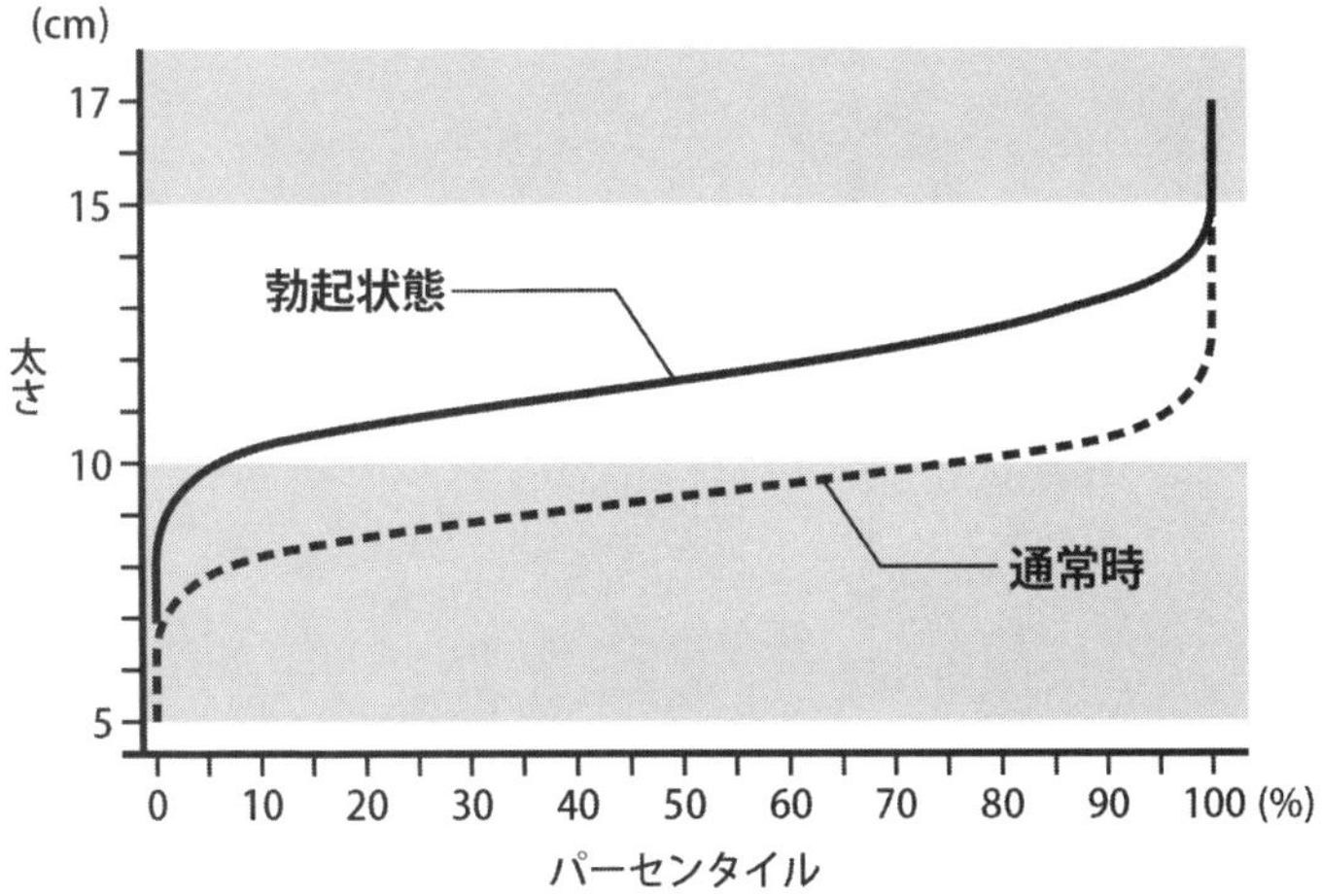

出典：BJU Int 2015年3月2日オンライン版

26ページでペニスの測り方を説明しますので、自分のペニスを測り、前ページに掲載したノモグラムを見て、自分のペニスがどのくらいの順位になるかを確認してください**【グラフ1・グラフ2】**。

世界標準から割り出した、あなたのペニスのパーセンタイル値がわかるはずです。

けれども、パーセンタイルといわれてもピンとこないという方もいるでしょう。パーセンタイルという値は、日本では、一般的にはほとんど使われていないからです。

ということで、開発されたのが**「ペニス偏差値チェッカー」**です。

聞いたことがあるという方もいらっしゃるでしょう。「はじめに」でお話ししたように、公開されるやいなや、ネットで大反響。新聞記事でも紹介されたウェブツールです。

このツールは、日本人に馴染みのある「偏差値」を用いたもの。残念ながら、現在は閉鎖されているのですが、「ペニス偏差値チェッカー」がどのようなツールであったのか、「はじめに」のくり返しになりますが、簡単に説明しておきます。

まずは、自分のペニスの平常時と勃起時、それぞれの長さと太さを測ります。その数値をウェブ上で入力すると、平常時のペニスの偏差値と勃起時のペニスの偏差値が、それぞれ計算されて瞬時に表示されるという、ゲーム感覚で利用できる優れものです。偏差値に馴染んでいる私たち日本人には、非常に理解しやすいツールといえるでしょう。

偏差値の割り出し方を、ごく簡単に説明しておきます。

まずは、ロンドン大学の分析研究で出された各国の男性のペニスのサイズの平均値を「偏差値

50」と定めます。そこを基準として、一人ひとりのペニスのサイズが、それよりどのくらい大きいか、あるいは小さいかを計算して割り出された値が、それぞれの人のペニス偏差値ということです。ちなみに、自分のサイズが世界の男性の平均値と同じであれば、偏差値は50になります[注]。

結果は偏差値だけでなく、「評価」も提示されるように作られていました。

ゲーム感覚で使えるこのツールが、現在、利用できないのは、「はじめに」で書いたように「ペニスが小さい人に劣等感を与える」という批判があったからですが、極めて残念です。

批判が理解できないわけではありませんが、現実と直面させまいとする配慮は、本当に本人のためになっているのでしょうか。

ちなみに、1996年のアメリカ、カリフォルニア大学の調査によると、性器増大手術の検討対象となるべき男性は、全体の2・28%。さらに極端な「マイクロペニス」に該当するのは、0・14%にすぎないのだそうです。

該当する人が少ないから配慮する必要はない、と言っているのではありません。事実を知らせまいとする配慮は、パターナリズム（父権的温情主義）、つまり、相手を下に見て同情や庇護を与えることに通じるため、むしろ相手の尊厳を傷つけることになるのではないかと危惧しているのです。

注……ペニス偏差値チェッカーで算出される偏差値は、あくまでわかりやすさを優先した参考値。そのため、ここで算出される数値は、おおよその目安にすぎない。

事実をきちんと伝え、必要な人には医療やケア、あるいは対処法などを紹介するほうが、劣等感を抱えていたり悩んだりしている人を、真に支えることにつながるのではないでしょうか。

この問題は簡単には語りきれないので、今後も引き続き考えていくとして、とりあえず本書では、通常時と勃起時の偏差値40、50、60のペニスを、実寸大の図にして掲載することにしました（26ページ参照）。実寸大の図と比べれば、自分のペニスの相対的なサイズが目で見てわかるはずです。それを知ることで、まずは不要な劣等感や優越感を払拭していただければ幸いです。

実際にサイズがかなり小さいという人は、その事実とどう向き合っていけばいいか、あるいは、どういうセックスをしたらいいかなどを、できるだけ具体的に84ページ以降で紹介していきますので、劣等感をつのらせたり、落胆したりせずに、前向きに対処する方向に舵を切ってください。

セックスで最高の喜びに至るための扉は、ペニスの大小にこだわっている限り開くことはありません。その扉は、ペニスの大小よりもっと大切なことがあると知ったときに開くのです。

ペニスはどう測ればいいの？

さて、ペニスのパーセンタイル値や偏差値を知るためには、自分のペニスの大きさをできるだけ正確に測る必要があります。

ということで、ペニスの測り方について説明していきましょう。

【図1】ペニスの構造図

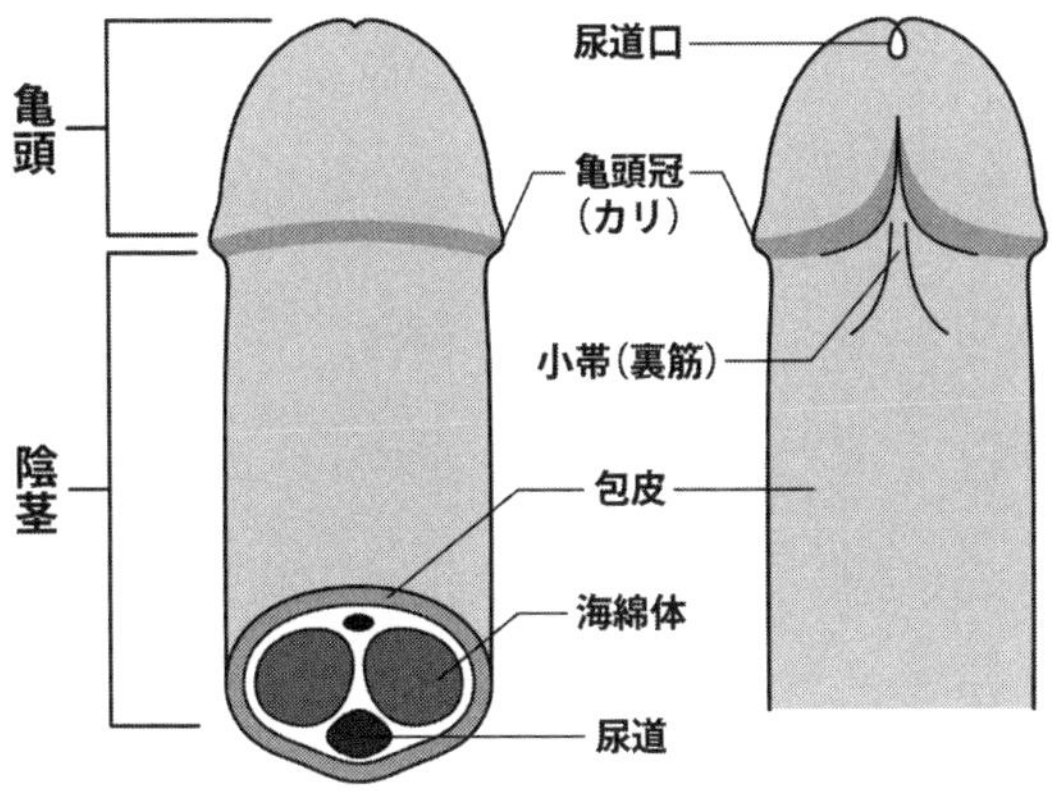

実は、ペニスを正確に測るのは、そんなに簡単ではありません。

通常時、ペニスは柔らかく、だらりと下がっているので、測るときは、ペニスを床と平行に持ち上げなくてはなりません。勃起時なら、タイミングを見計らってメジャーを用意する必要があるし、完全に勃起しているか、やや勃起しているかによっても、サイズは違ってきます。泌尿器科専門医が測定しても、30％ほどの誤差が出るといわれているそうです。

ですから、あまり神経質になる必要はありません。多少の誤差は気にしなくても大丈夫です。日を変えたりシチュエーションを変えたりして、何度か測ってみましょう。

測り方を説明する前に、ここでペニスの構造図と名称を紹介しておきます【図1】。

27ページに簡易メジャー【図6】を掲載しておきます

いたので、メジャーがない方は、その部分を切り取ってご利用ください。

ペニスの根元を指で押すと、硬い骨「恥骨《ちこつ》」があります。そこを起点として先端までを測ってください。スコアを伸ばそうと、皮をひっぱって測定しても意味がありません。実態を測定してください。

ペニスの正しい測り方【26ページ図2参照】

■長さ

通常時：真っすぐに立って、ペニスを床と平行にして、ペニスの根元（恥骨の硬い部分）から亀頭の先端までを測る。

勃起時：真っすぐに立って、なるべく床と平行にして、ペニスの根元（恥骨の硬い部分）から亀頭の先端までを測る。

勃起時、反り返っているようなら、真ん中あたりをちょっと押すといいでしょう。床と完全に平行にするのは難しいかもしれないので、できる限りで結構です。

■太さ

通常時・勃起時：根元、もしくは中間点にメジャーをぐるりと巻きつけて測るか、紐などを巻いてその長さを測る。

気温差を気にしている方もいますが、勃起時は、気温によるサイズの差はあまりないと考えられます。通常時は、暖かい室内で、リラックスしたときに測定してください。寒かったり、緊張したりしていると、体の末梢の血流は低下するので、測定値が小さくなる可能性があるからです。

どうですか？　きちんと測れましたか？　測れたら、19ページにあるノモグラムに当てはめ、自分のパーセンタイル値を確認しましょう。

世界標準とされているサイズと比べて、いかがでしょうか。

偏差値については、通常時の偏差値40、50、60の実物大の図【図3、図4、図5】を26ページに、勃起時の偏差値40、50、60の実物大の図【図9、図8、図7】を28ページに掲載しました。その図と、ご自分のサイズを比較してください。

紙の書籍をご購入くださった方は、直接、本書をご自分のペニスに近づけて比較検討することが可能です。印刷や製本の関係で、縮尺に多少の誤差が出る場合もありますが、それほど大きな差はありません。紙の縁で皮膚を傷つけることのないよう、気をつけましょう。

電子書籍でお読みになっている方は、実寸ではないと思いますが、偏差値によってどの程度サイズ感が変わるかの参考にしてください。

【図2】ペニスの正しい測り方

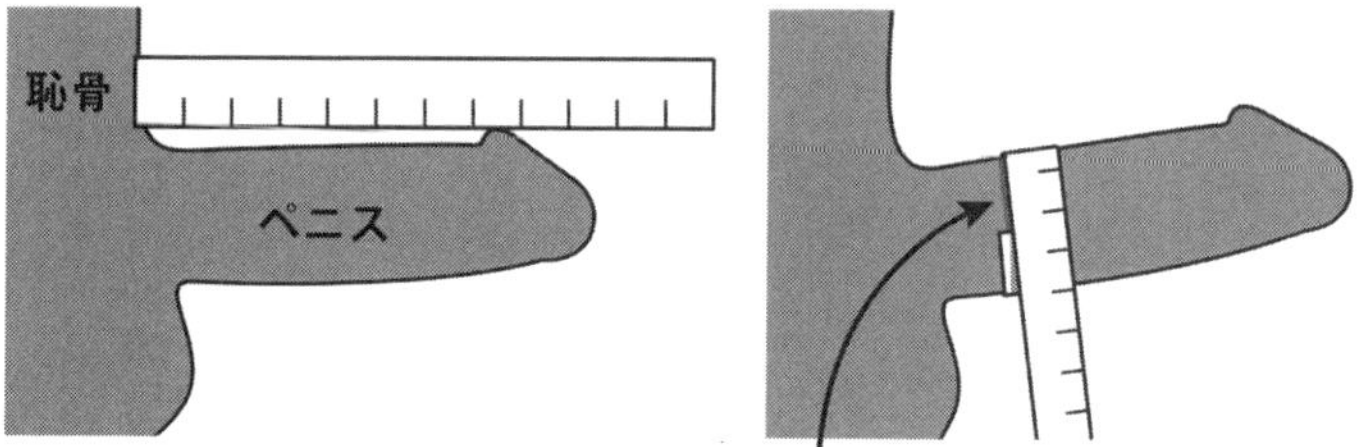

①真っすぐに立つ
②ペニスをできるだけ床と平行にする
③定規を恥骨に押し当てる

柔らかいメジャーを巻きつける

【図4】通常時
偏差値50の長さと太さ(直径)

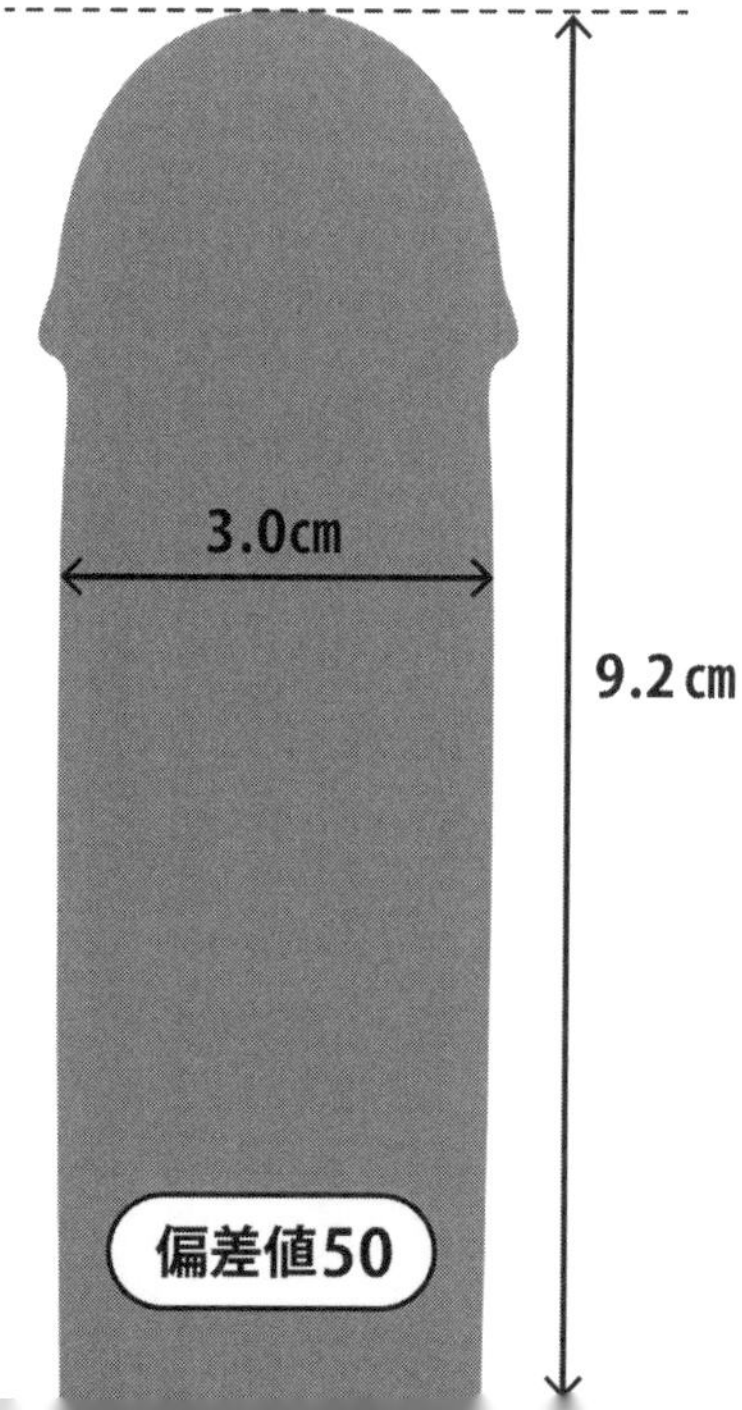

【図3】通常時
偏差値40の長さと太さ(直径)

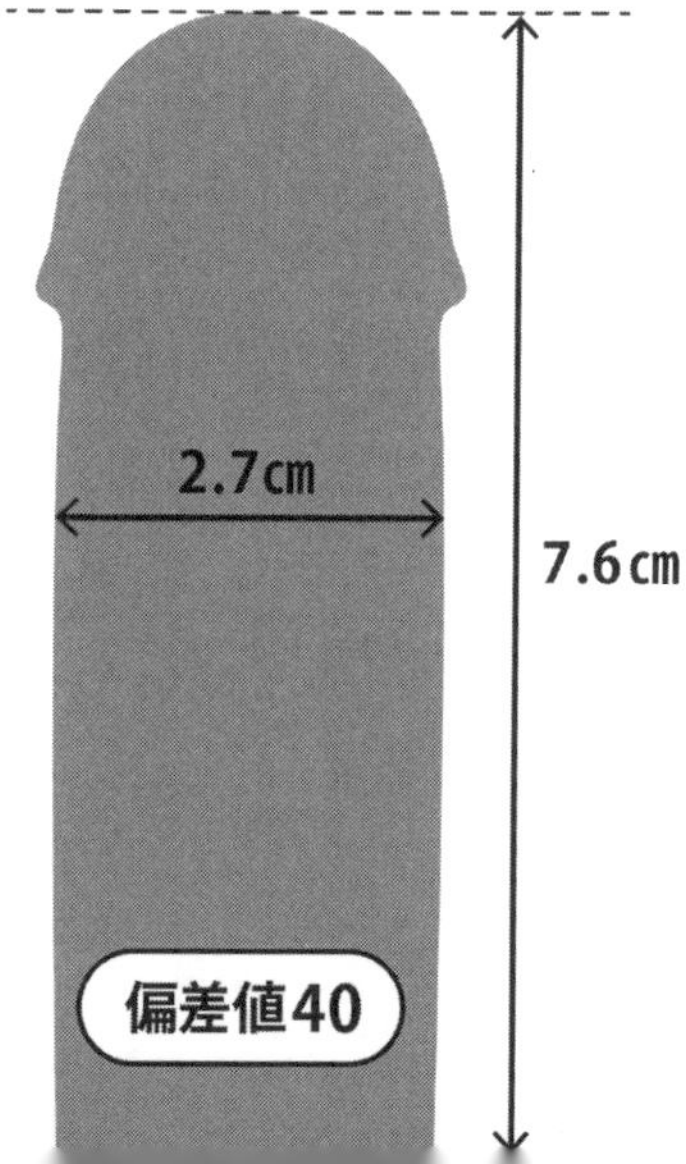

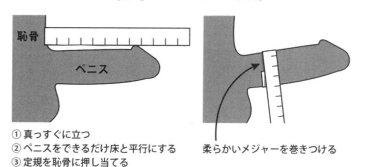

【図6】簡易メジャー
※できればコピーしたうえで、切り取ってお使いください。
（直接このメジャー部分を切っても、本文は読めます）
※紙で皮膚を傷つけないように、十分注意してご利用ください。
※印刷の際に、多少の誤差が出ることがあるので、参考程度にご利用ください。

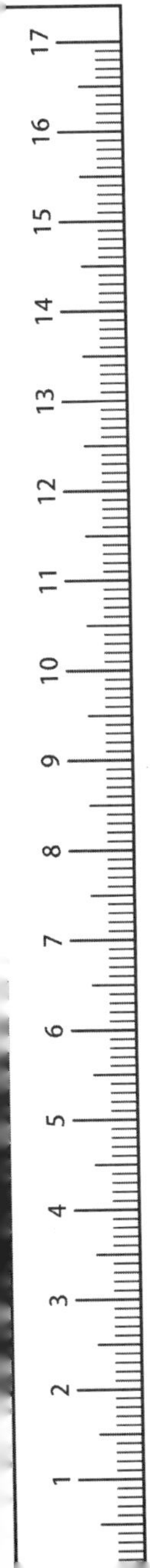

ペニス実寸図

【図5】通常時
偏差値60の長さと太さ（直径）

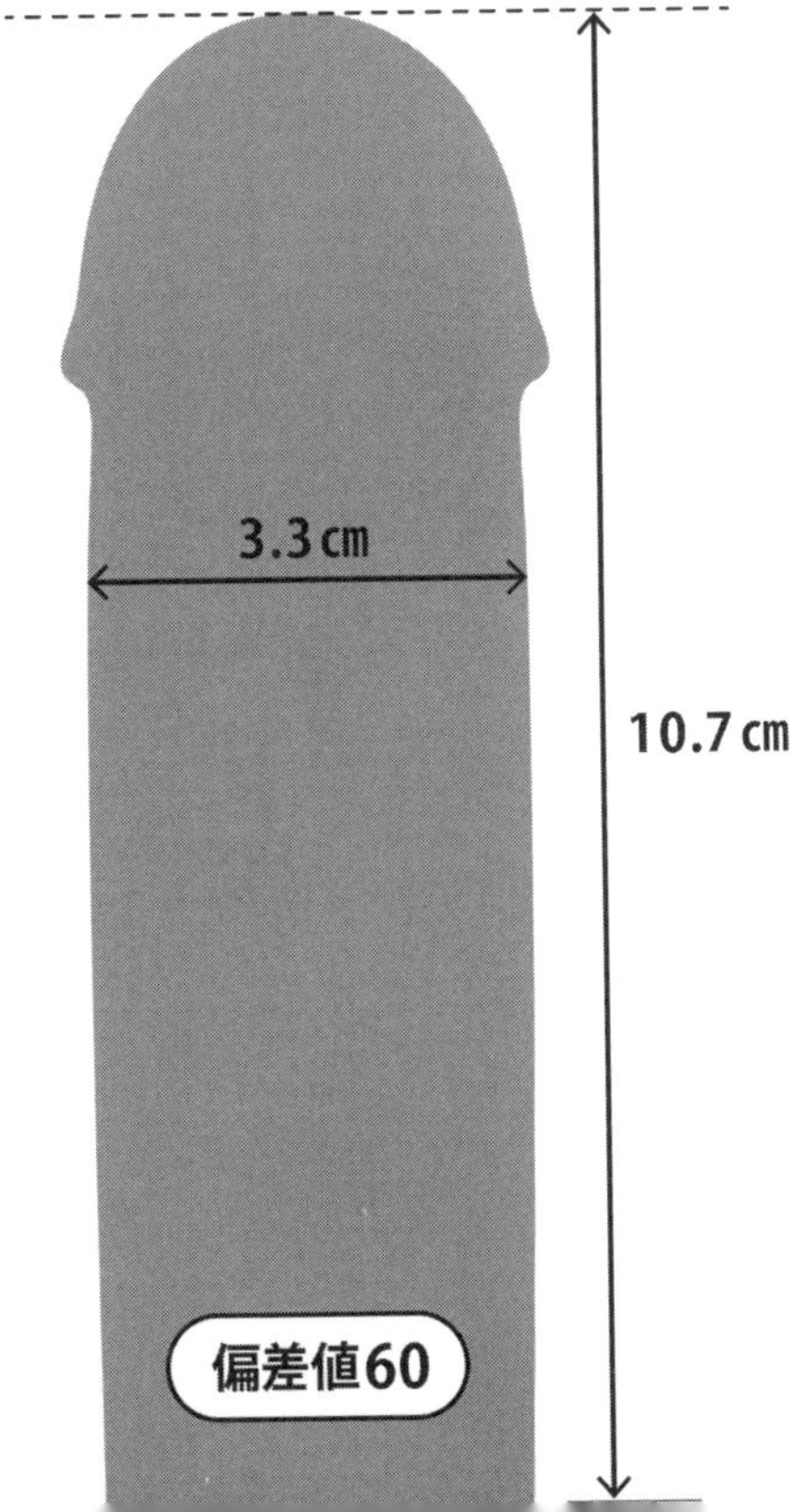

【図7】勃起時
偏差値60の長さと太さ(直径)

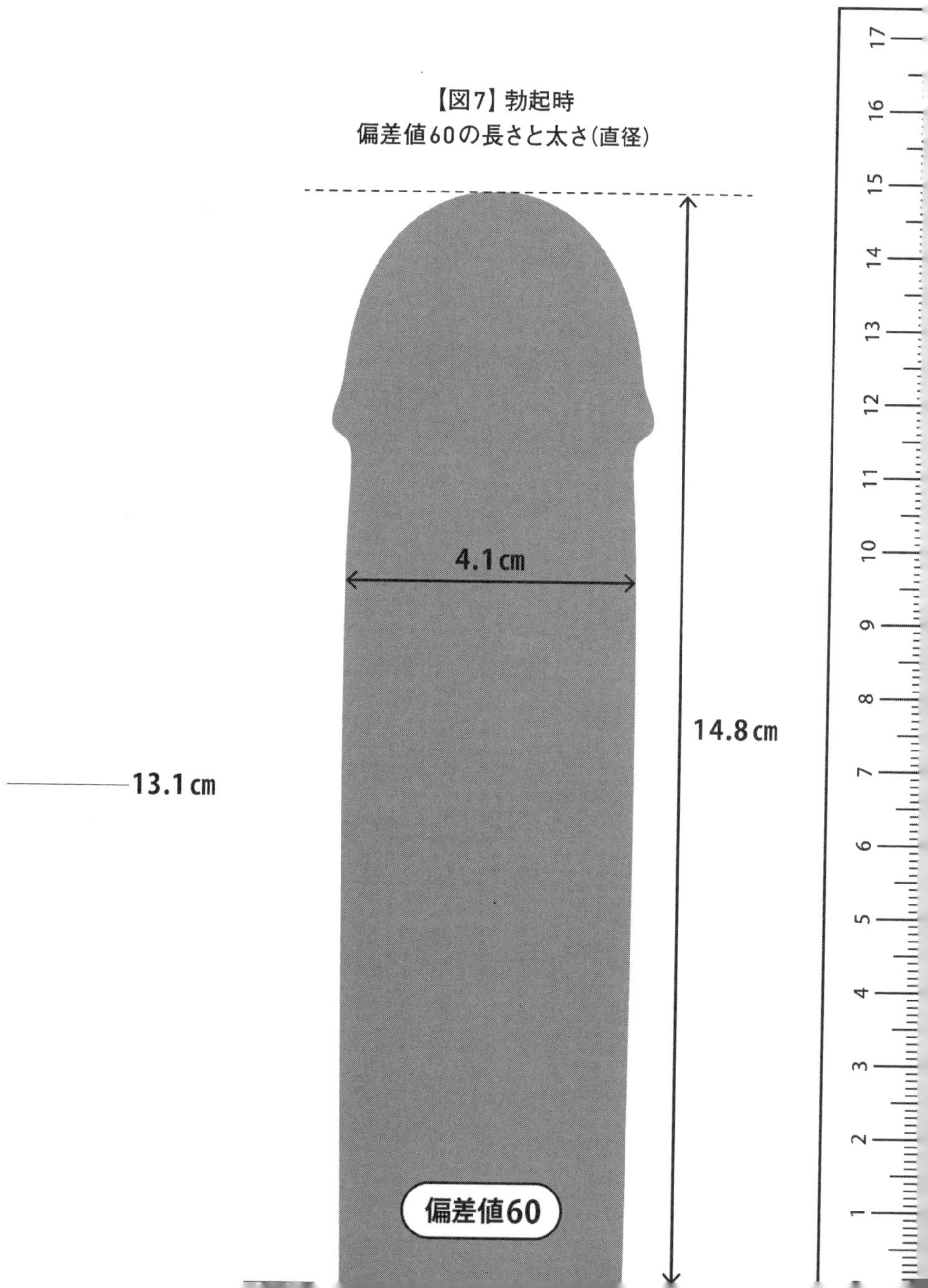

【図8】勃起時
偏差値50の長さと太さ(直径)

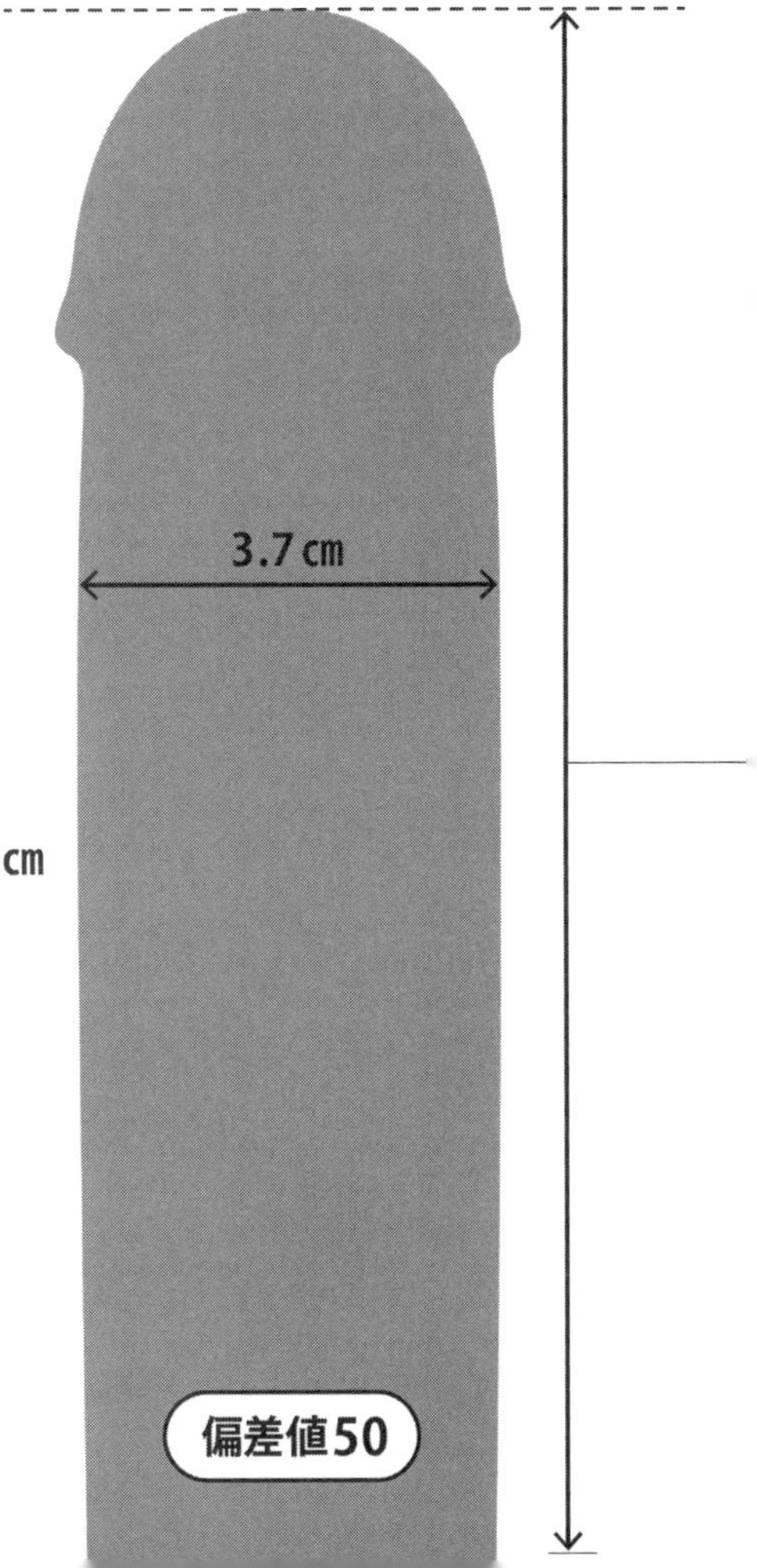

【図9】勃起時
偏差値40の長さと太さ(直径)

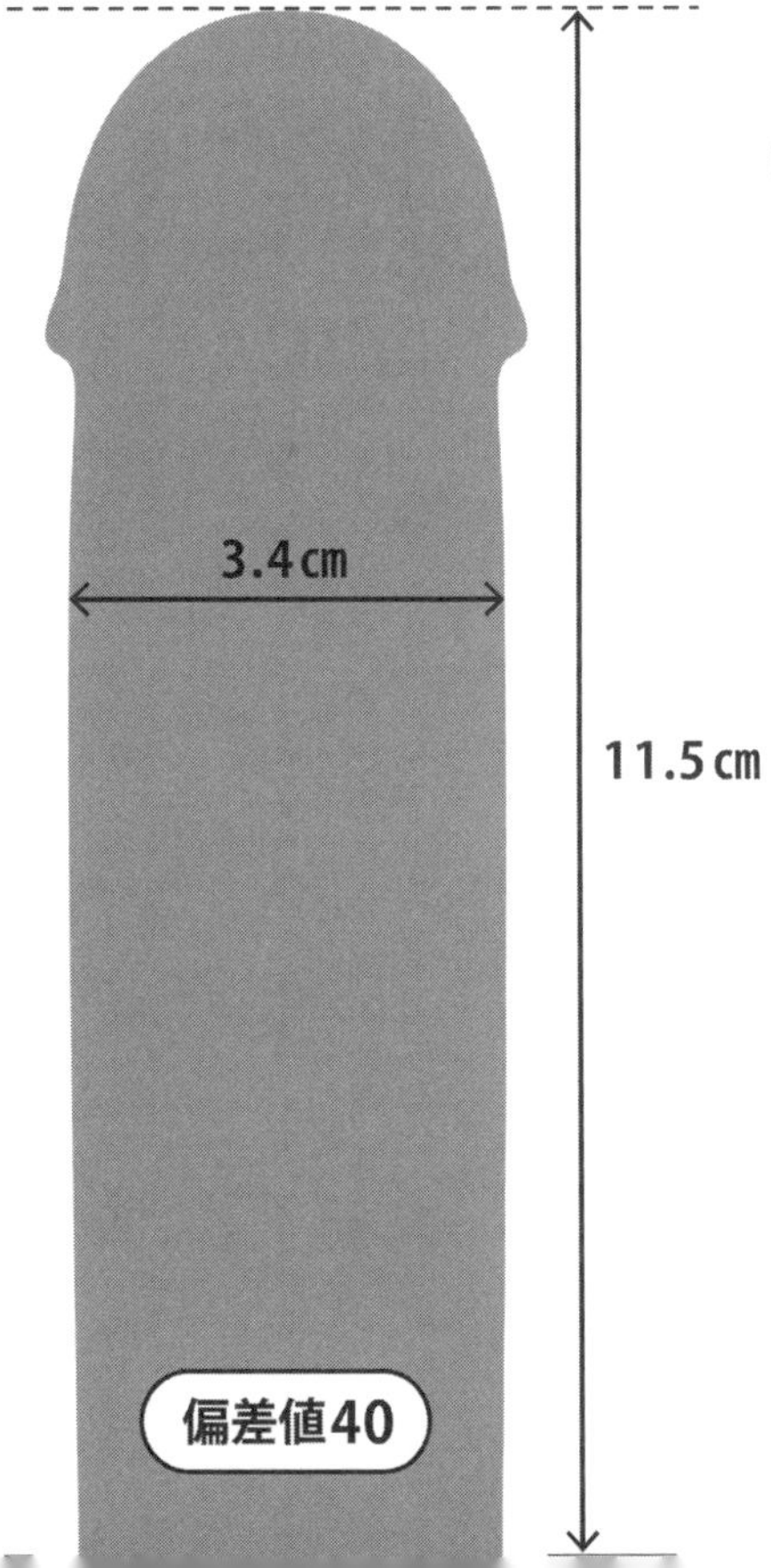

いかがでしょうか？　がっかりしたり得意になったりしているかもしれませんが、ペニスの大小で一喜一憂しても、ほとんど意味はありません。大事なのは、ペニスの大小ではないからです。

それについてはあとで触れるとして、ここでは、インターネットで実際にペニス偏差値チェッカーを使った人が、どのような感想をもったかを紹介していきましょう。

■あなたのペニスは「太くて、長い」と判定されました。
勃起時ペニスの長さ偏差値【60・5】
勃起時ペニスの太さ（円周）偏差値【62・2】
そんな自覚してなかったけど、そうらしい（笑）。

■あなたのペニスは「やや細めで、やや短い」と判定されました。
勃起時ペニスの長さ偏差値【40・2】
勃起時ペニスの太さ（円周）偏差値【48・5】
号泣号泣号泣号泣号泣号泣号泣号泣号泣号泣……。

■あなたのペニスは「太くて、長い」と判定されました。
勃起時ペニスの長さ偏差値【61・3】

勃起時ペニスの太さ（円周）偏差値【62・1】

さては褒めて、伸ばそうという魂胆だな。

■あなたのペニスは「極太で、とても長い」と判定されました。

勃起時ペニスの長さ偏差値【73・3】

勃起時ペニスの太さ（円周）偏差値【80・3】

ペニスは、東大に合格できそうな偏差値です。ほんとかなー（笑）。

そのほかにも、

■自分では小さいと思っていたが、平均より少し長く、平均よりかなり太いとわかった。

■この年になると、ピーク時のサイズより持続力のほうが問題……。

■大切なのは大きさじゃない、ポテンシャルなんだ。

■人間の器はこんなもんじゃ測れない！

といった感想がありました。ここでは書ききれませんが、感想の多くは、男性にとって、いかにペニスのサイズが特別な意味をもつかを物語っていました。

巨大ペニス願望に見切りをつけられるか

偏差値を見て、「一つの新しい尺度として楽しめた」という方もいるでしょうが、予想以上に低い偏差値で、「どのように受け止めればいいかわからない」と困惑したり、ショックを受けたりした方もいるでしょう。

「通常時に4㎝あれば医学的には問題ない」と言われ、「セックスで大事なのはペニスの大小ではない」とか「大きなペニスを好まない女性もたくさんいる」などと聞かされても、男性のペニスの大小へのこだわりは、なかなか消えません。いったいどうしてなのでしょう。

結局のところ、猛々しく反り返った大きなペニスを望み、欲しているのは、女性ではなく男性なのではないでしょうか。男性は、ペニスが大きければ、それだけで自己肯定感が得られたり、自分に自信がもてたりするのでしょう。女性に対して誇《ほこ》りたいのではなく、男性間の競い合いのような気もします。

気持ちがわからないわけではありませんが、「巨大なペニスをもち、女性を侍《はべ》らせるのが男の理想」と思っているのだとしたら、パートナーに対して専制的になったり、横暴になったりする男性が出てきてしまうのも無理からぬことかもしれません。大事なのは、女性の気持ちではなく、男である自分が「男としての自信を保つこと」だからです。

それなのに、男性が大きなペニスを望むのは「女性がそれを好むから」とか「そのほうが女性を喜ばすことができるから」などと、まことしやかに言われてきたのはなぜでしょう。

ひょっとしたら男性は、自分のなかに「巨大ペニス願望」があることを認めたくないのかもしれません。「自分は巨大なペニスにあこがれている」と認めたとたん、優越感を覚える人も一部にはいるかもしれませんが、ほとんどの男性が敗北感を味わうことになってしまうからです。けれども、自分のなかにある巨大ペニス願望に見切りをつけない限り、男性はマッチョにあこがれる自分からは抜け出せず、女性の気持ちに沿わない、マッチョを気取ったセックスしかできなくなってしまうのではないでしょうか。

もちろん、男性がマッチョなセックスを志向してしまう原因は女性にもあります。女性のなかには、男性にセックスの主導権を握らせて処女性を装《よそお》い、男性にそれをおかされる体《てい》で自分を守っている人や、自分のなかにある欲望を恥じ、主体性を放棄して、つねに受け身でいようとする人もいるからです。つまり、女性のなかにも、マッチョな男性を求める気持ちがあるわけです。

けれども、セックスをするとき、男性はマッチョを装い、女性は処女性や受動性を装うのが「お約束」になっているのだとしたら、あまりにも上っ面。生身の自分をさらけ出さずにするセックスは、セックスによってもたらされる恐怖にも似た戦《おのの》きや、その果てにやってくる自身の境界が崩れるような快感を味わうこともない、どこか浅薄《せんぱく》さが残るものになってしまいがちです。

セックスは、社会に適合し、常識の範囲を踏み外さないようにして生きている私たちが、その仮面を脱ぎ捨てて行う、言ってみれば破廉恥な行為です。二人ともが自分の弱さだけでなく、欲望や淫らな部分をさらし、それによって、それまで知らなかった自分や相手と出会い、その秘密を共有し合うことで、たがいに相手のかけがえのなさを確かめ合う、そういう行為でもあります。

セックスで大切なのはペニスの大きさではなく、自分をさらけ出す勇気。相手や自分の弱さや、いやらしさを受け入れて許す寛容さ。そして、相手にも自分にも率直に向き合う誠実さです。

とはいえ、私たちはそんなに簡単に、上っ面を脱ぎ捨てることはできません。男性も女性も、幼いころから「こうあるべき」と教えられ、それが無意識のレベルにまで染み込んでいるからです。教えられたことを当然として受け入れてきた私たちにとって、そこからの逸脱は、ある意味、自己崩壊にもつながりかねない危険を孕《はら》んでいます。セックスや恋は、身をさらけ出す恐怖、自分が保てなくなる恐怖と、つねに背中合わせなのです。

そう考えれば、男性がペニスのサイズにこだわってしまったり、女性が受動的であろうとしたりするのは、仕方がないことなのでしょう。けれども、自分が「こうあるべきとされている上っ面にとらわれている」とわかれば、それだけで私たちは自分を刷新、成長させていくことができます。

そのことを踏まえたうえでペニスのサイズについて、もう少しお話を続けていきましょう。

正確なサイズを知ることの意味

私たちがペニスのサイズについての指標を紹介するまでもなく、多くの男性が、自分のペニスのサイズについて、曖昧《あいまい》であれ、すでにそれなりの情報を得ているはずです。たとえば、部活の友達から言われた一言、銭湯での比較、そしてパートナーからの感想。それだけでなく、いまはインターネットで「ペニス　サイズ」と検索すれば、いくらでも情報が出てくるのです。

けれども、それらの情報が正しいかといえば、かなり怪しい。パートナーから「小さいね」とか、「大きい……」と言われたなどとよく聞きますが、それはあくまで個人の感想。ちょっとした嫌味や、お世辞を言っている場合もあるでしょう。女性は、「大きい」と言えば男性が喜ぶことを知っているので、残念ながら、賞賛はほとんどあてになりません。

インターネットを検索するなどして得た情報も、発信元がそれで利益を得ていないか注意深く見る必要があります。ペニス増大手術を勧めるクリニックだったり、増大サプリメントや増大器具を販売している業者だったりすれば、要注意。男性の巨根願望を刺激したり、不安を煽《あお》ったりすれば利益に繋がるからです。そんな広告に踊らされないためにも、しっかりした基準を知っておく必要があります。

不正確な情報のもとで下した判断は、間違っていることが少なくありません。だからこそ私たちは、専門家の監修のもと、さまざまな医学論文を紹介して、できるだけ正しい情報をお伝えすることにしたのです。

それでも、「知りたくなかった」「サイズが小さいと知って自信を失った」とお怒りになる方がいるかもしれません。客観的評価は、見たくない現実を突きつけてくるだけでなく、多くの場合、理不尽だったり不公平だったりするからです。

けれど、だからといって客観的評価から目を逸らして主観的評価だけにしがみついていると、それは「独りよがり」になりがちです。多くの場合、独りよがりは孤独を呼ぶのですが、これは、客観的評価ばかり気にしていても同じです。客観的評価と主観的評価、両方に軸足を置き、その溝を埋めていく必要があるのです。

ただし、ペニスについては、客観的評価や主観的評価とは異なる指標があります。誰か一人でも、心から「あなたとするセックスは最高だ」と言ってくれる人がいればいいからです。その言葉には、客観的評価や主観的評価を吹き飛ばす威力があります。私たちが欲しているのは、そのような、かけがえのない誰かの、ゆるぎない評価ではないでしょうか。

ひょっとしたら、ペニスの大きい人は、そのような評価ではなく、もっと社会的に評価されることを望んでいるのかもしれませんが、社会的にどれほど評価されようと、人はやっぱり、かけがえのない人のゆるぎない評価や受容を欲してしまうもの。言ってみれば、それが愛でしょう。

けれども、当たり前のことですが、ペニスが大きいからといって愛されるわけではありません。幸せになれるわけでもないし、魅力的だとも言いきれません。ペニスの大きい男性はセックスが上手かと言えば、残念ながら、これも答えはＮＯ。むしろペニスが大きい男性のほうが、セックスは下手かもしれません。ペニスが大きい男性は、自分の大きなペニスを挿入するだけで女性が喜ぶと思っているフシがあるからです。

加えて最近は、女性の膣が小さく硬くなる傾向にあるので、大きなペニスをいやがる女性も少なくありません。あとで紹介しますが、今回、径書房が行ったアンケートでも、「大きすぎて痛い」と言われ、うれしい半面、悲しい思いをしている男性が少なからずいることがわかっています。


何度も言うようですが、ペニスは大きければいいというわけではないのです。それでも、コンプレックスを抱えているのがつらくて、手術などを選択したいという方もいると思います。もちろん、それでコンプレックスがなくなって幸せに生きられるなら、それも選択肢の一つでしょう。ですが、多大な費用がかかり、リスクが小さいとも言いきれません。

そのうえ、そのような解決策は、「ペニスは大きいほうがいい」という考え方を補強する面があるので、手術をしたからといって満足が得られるとは限りません。コンプレックスには、底なし沼のようなところがあるからです。

そもそも、パートナーとの関係が良好であれば、ペニスが小さいことなど問題ではないのです。パートナーとの関係が悪化すれば、大きなペニスだって無用の長物、宝の持ち腐れにすぎません。

それなのに、嫌われた理由を「ペニスが小さいせいだ」などと思っている人がいるとしたら、それこそまさに、自分に対する客観性の欠如。残念ですが、嫌われたのはペニスが小さいからではありません。嫌われた原因はペニスではなく、あなたの内面にあるのです。

ペニスが小さいことで悩んでいるなら、まずは小さなペニスのままで得られる幸せや喜びを最大限、獲得しようと決め、パートナーに自分の悩みを素直に打ち明けて、パートナーと一緒に、セックスのやり方をいろいろ試してみるのが最も有効な対処法です。84ページで、ペニスが小さい人におすすめできるセックスのやり方を紹介するので、ぜひ参考にしてください。ペニスが大きい人には、そのサイズに適したセックスのやり方があり、ペニスが小さい人には、そのサイズに適したセックスのやり方があるのです。

ペニスに大小があるように、女性も、人によって膣の深さ（子宮口までの距離）はまちまちです。オーガズムに達しやすくなる場所や、達するために必要な刺激も、人によってかなり違っています。パートナーと一緒に、二人にとって最も気持ちのいいセックスのやり方を見つけ出すことができれば、その関係はかけがえのないものになります。それは、男性本位のマッチョなセックスをしているだけでは、至れない境地です。そうなれば、ペニスが小さいことなど、たいした問題ではないと実感できるでしょう。

自分のペニスのサイズを知らなければ、自分にあったセックスのやり方を会得することはできません。必要なのは、現実を受け止め、対策を練ることです。そのためにこそ、自分のペニスのサイズがどれほどのものかを、きちんと知ることが大切なのです。

日本人の平均サイズは、どのくらい？

日本人のペニスのサイズの平均値。これが、みなさんの一番知りたいことでしょう。その前に、世界の平均を、ここでもう一度、確認しておきます。

■ペニスの大きさの平均値（世界）
通常時　長さ：9・16㎝、太さ：9・31㎝（円周）
勃起時　長さ：13・12㎝、太さ：11・66㎝（円周）

この数字は、18ページでも述べたように、ロンドン大学の研究チームが、世界の17～91歳、約1万5千人の男性を中心に調査した結果で、**現時点で、ペニスの大きさに関する最も科学的で信頼度が高いとされているもの**です。

次に日本人のペニスの平均サイズを見ていきましょう。イメージとして、外国人のペニスのほうが日本人より大きい印象があるかもしれませんが、実際はどうなのでしょうか？

日本人の客観的で大規模なデータはまだ少ないのですが、２０１０年の12月から２０１２年の２月にかけて、アダルトグッズ・メーカーの株式会社ＴＥＮＧＡが行ったアンケート調査(3)があります。

このアンケートは、「自分のペニスに最適なサイズのオナホールを探す」ことを目的として行われ、なんと約50万人もの男性から、勃起時のサイズについて回答を集めました。残念ながら、通常時のサイズは調査されていませんが、その規模から言っても、無視することはできないでしょう。

とはいえ、この数値は自己申告なので、どうしてもちょっと大きめになりがちです。そのうえ、測定方法が間違っている可能性もあるので、医学的に正しいとまでは言いきれません。それを踏まえたうえで、出てきた数値を見ていきましょう。

■日本人男性の勃起時のペニスの大きさの平均値
長さ：13・56㎝
太さ：10・02㎝（円周）

海外の男性と比べると、勃起時はちょっと長いが、やや細いという結果です。ほぼ遜色ないと言っていいでしょう。

このアンケートでは、ペニスの長さと太さだけでなく、亀頭の太さ（直径）も調べられているので、それも合わせて図にしておきます【図10】。自分のペニスと比べていかがでしょうか。

ほかにも、通常時だけですが、日本人のペニスの大きさを調べた研究[4]があります。

２０１８年に日本性機能学会の学術誌に掲載された研究で、21～86歳の日本人２８５名を対象に行われた調査研究です。

■日本人男性の通常時のペニスの大きさの平均値
長さ：平均８・20㎝
太さ：平均８・31㎝（円周）

【図10】日本人男性の
勃起時のペニスの大きさの平均値

出典：https://www.tenga.co.jp/special/fitting2012/

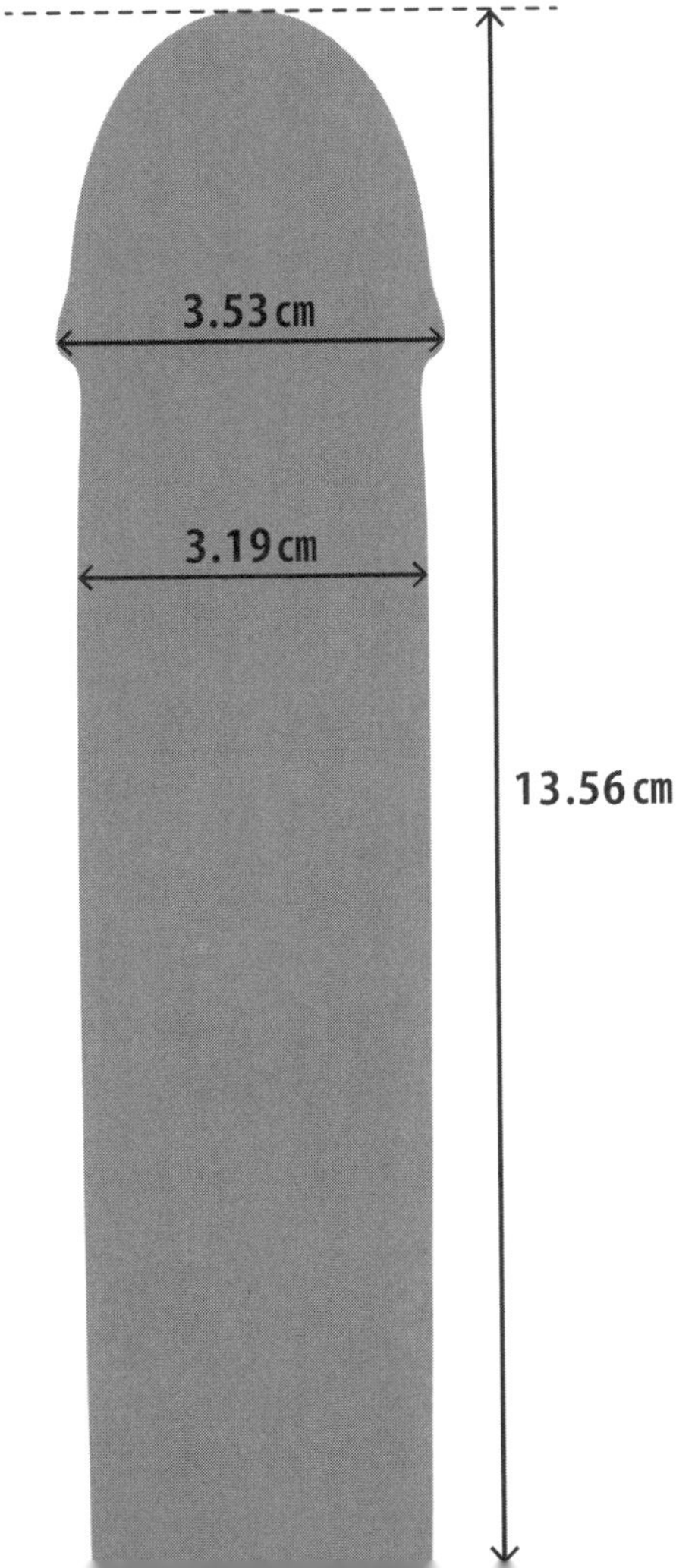

通常時のサイズですが、年代別では、次のようになりました。

20代	8・4㎝
30代	8・2㎝
40代	8・4㎝
50代	8・3㎝
60代	8・0㎝
70歳以上	8・0㎝

年齢とペニスのサイズについては、男性医学の父といわれた泌尿器科医の故・熊本悦明氏（元札幌医科大学名誉教授）が、かなり前になりますが、1991年にペニスの発達を調査しています。

思春期に急速に成長するペニスは、18歳以降は通常時、平均10㎝。その後、個人差はありますが、第二次性徴期（19歳前後）を過ぎると、残念ながら、いくら男性ホルモン（テストステロン）を補充しても、ほとんど成長しなかったそうです。

つまりペニスのサイズは、思春期の段階で急速に大きくなり、思春期以降はほとんど変わらないということです。発育の上限を決める生物学的な自己制御機序があるからだろうと考えられていますが、その理由はまだ明らかになっていません。

自分のペニスが大きいかどうかを簡単に測る方法

インターネットなど、一部で話題になっているようですが、自分のペニスの大きさを調べるごく簡単な方法があるので、参考までに紹介しておきましょう。

勃起時のペニスを、トイレットペーパーの芯に入れてみる方法です。

一般的に出回っているトイレットペーパーの芯は、以下のようなサイズが多いようです。

長さ：約11・4㎝
太さ：約11・9㎝（円周。直径は約3・8㎝）

それに対して、ペニスの世界平均は、先に述べたように以下のとおり。

■勃起時
長さ：13・12㎝
太さ：11・66㎝（円周）

■通常時
長さ：9・16㎝
太さ：9・31㎝（円周）

ですので、勃起時のペニスがトイレットペーパーの芯になんとか収まり、亀頭が2㎝ほどはみ出せば平均サイズ。それ以上はみ出した場合は平均より長く、芯の中に入らなければ、平均より太いということになります。

この方法を実際に試すときは清潔なものを使い、トイレットペーパーの芯で、大切なペニスを傷つけたりしないよう注意してください。

ところで、ペニスの大きさについての伝説って、聞いたことがありますか。

たとえば、「鼻が大きい男はアソコもデカイ！」と、まことしやかに語られていますが、残念ながら、**鼻の大きさとペニスの相関は、医学的には否定されています。**つまり**「鼻が大きいとペニスが大きい」は信憑性のない噂話にすぎないのです。**

ペニスのサイズと関連があるものを強いて挙げれば、それは身長。「え〜！　背が高い男性はそれだけでモテるのに、ペニスも大きいなんて不公平だよ」と思う人もいるでしょうが、実はこれもはっきりとはわかっていません。身長とペニスの通常時の長さについては、「関連がある」としている研究と、「関連がない」としている研究があって、まだ結論が出ていないのです。

18ページで紹介したロンドン大学の研究では、**「人種による違いは見られない」と結論されています**し、ほかにも、手足が大きい人や筋肉質な人はペニスが大きいなどともいわれていますが、どれも医学的には、はっきりしていません。

マイクロペニスとは？

標準よりも極端に小さいペニスのことを、医学では「マイクロペニス」と呼びます。新生児や乳児であれば2㎝以下、5歳で2・5㎝以下、10歳で3㎝以下だと、マイクロペニスの可能性があるとされ、発育不全やホルモン異常の有無を調べる判断基準となっています。

小児期にホルモン異常が見つかった場合は、男性ホルモン補充療法などで適切な治療が行われますが、前述したように、第二次性徴期が終わってしまえば、男性ホルモンを補充してもまったく効果はありません。

成人の場合は、勃起時の長さが7㎝以下だとマイクロペニスとされていますが、マイクロペニスでも機能的には問題ないとされることがほとんどです。**女性の膣の長さからすると、勃起時に4〜5㎝程度あれば、生殖行為に支障はないからです。**

自分のペニスは小さいと悩んでいる男性のなかで、マイクロペニスに該当する人は、実はあまり多くありません。21ページのくり返しになりますが、カリフォルニア大学の調査では、性器増大手術の検討対象となる男性は全体の2・28％。さらに「マイクロペニス」に該当するとされたのは、たった0・14％にすぎないのです。

それなのに、多くの人が「自分のペニスは小さいのではないか？」という不安を抱えているのは、ペニスは大きいほうがいいと思い込んでいるから。加えて、身長と違って、ペニスは他人と比較することが難しいからでしょう。多くの人が抱えている不安は、あくまでも「根拠に乏しい漠然としたもの」にすぎないのです。

客観的な指標を用いることを推奨する医学論文があるのは、そのためです(5)。

ロンドン大学が発表した計算図表や、ペニスの偏差値は、客観的な指標となるので、漠然とした不安を解消する手助けになります。ぜひ、客観的な視野を獲得するツールとして使ってください。

客観的な指標を知らないまま、自分のペニスは小さいと思い込んでいる男性は少なくありません。そういう男性の思い込みを打ち消すことができれば、不要な手術をする必要はなくなります。ちなみに、ペニス増大手術は、多くの場合、一般的な外科手術ではなく、「美容形成手術」になります。ペニスが小さいのは病気ではないからです。費用が高いのも、保険が適用されないからです。

それでも、このような話をすると、必ず言われることがあります。

「僕は子どもをつくるためにセックスをしているわけではないので、生殖行為には問題ないと言われても、まったくうれしくありません。女性を悦ばせるには、やはりこのペニスのサイズでは問題があるのではないでしょうか?」

ここまで何度も述べてきたように、女性がみんな大きいサイズのペニスを好むというのは、間違いです。大きなペニスを好む女性もいれば、小さなペニスを好む女性もいます。

ペニスのサイズを女性がどのように思っているかについては、いくつかの研究で異なる結果が出ているので、詳しくは第3章でお話しします。また、ペニスをサイズ以外で評価するポイントについても第4章でご紹介しますので、そちらもぜひ参考にしてください。

ともあれ、**大切なことは、ペニスではなく、あなた自身の魅力です**。ペニスが大きくても小さくても、相手と楽しいセックスができればそれで十分。小さいペニスの持ち主でも、女性に喜ばれている人はたくさんいます。それでもどうしても小さいのが気になるなら、少し陰毛を剃ってペニスを目立たせたり、お腹の脂肪でペニスが隠れている場合はダイエットしたりするだけでも、印象は大きく変わります。

美容形成手術を選択する前に、試してみることはたくさんあるのです。

膨張率はどうですか⁉

ペニスのサイズと関連して「ペニスが勃起するときの膨張率って、どのくらいが平均なんだろう」と思う男性もいるでしょう。

普段は小さくても勃起するとすごく大きくなる人や、普段は大きいけれど、勃起してもあまり大きくならない人など、人によってちがうのですが、18ページで紹介したロンドン大学の論文には、通常時や勃起時の長さ、太さの平均値が示されているだけでなく、通常時と勃起時の膨張率の平均も示されています。

■膨張率の平均

勃起時の長さ：通常時の1・43倍（通常時8㎝→勃起時11・44㎝）

勃起時の太さ：通常時の1・25倍（通常時9㎝→勃起時11・25㎝）

いかがでしょうか。気になる方は一度、測ってみてもいいでしょう。

膨張率の話をしたところで、コンドームについてもお話ししておきましょう。**コンドームを装着する際に重要なのは、膨張したときの太さだからです。**誤ったサイズを装着していると、行為の途中で外れてしまったり、破れてしまったりする危険性があります。

それなのに、コンドームにサイズがあることを知らない方や、自分は標準サイズだろうと思い込んで、サイズを確認せずに購入している方が少なくありません。妊娠や性感染症の心配もあるので、しっかり確認しておきましょう。

メーカーによって微妙にサイズが異なるので、実際に購入するときは、メーカーのＨＰや商品の外箱に明記された数字を確認してほしいのですが、ざっくりとした目安は以下のようになります。

■Ｓサイズ：円周9・7〜10・0㎝

■Ｍサイズ：円周10・6〜11・3㎝

■Ｌサイズ：　円周11・9～13・1㎝
■ＸＬサイズ：円周13・8～17・8㎝

くり返しになりますが、コンドームを購入する際に大事なのは、長さではなく太さです。ペニス勃起時に、一番太いところをメジャーで測り、その数字を目安に購入してください。
大切なパートナーの体や未来を守るためです。ペニスのサイズを正しく把握し、自分に合ったコンドームをきちんと装着しましょう。

ここまで、ペニスのサイズや膨張率について、ペニス偏差値チェッカーだけでなく、さまざまな医学的研究や論文を紹介してきました。少しは、自分のペニスを客観的に見られるようになったでしょうか。

ところで、現代の日本社会に生きる男性は、ペニスについて、実際はどのくらいの割合で悩みや自信をもっているのでしょう。男性同士の会話のなかでふざけて話すことはあっても、腹を割ってペニスの話をするとなると、なかなかできることではありません。
さらに、その悩みに対して、何か具体的な解決策をとっているのか。性生活の悩みや満足度、早漏・遅漏などの射精についての悩みはどうか。射精といえば、マスターベーションはどのくらいしているのか。女性からペニスについて何かコメントされたことはあるか……。実際の知り合いには面と向かって聞きづらいものの、実情と本音が知りたくなってきますよね。

そこで、次章では、ペニス偏差値チェッカーを試してくれた男性に向けて、径書房編集部が行ったアンケートの結果を紹介していきます。アンケートで集まった、男性たちのリアルなペニスへの思いや悩みに耳を傾けてください。多くの男性が、あなたと同じような悩みを抱えていることがおわかりいただけるでしょう。

第2章 アンケートから見える男の本音

ペニスの偏差値を測った漢《おとこ》たち

本書の企画をスタートさせた段階で、私たち径書房編集部は**ペニスの偏差値を測った男性たちにアンケート調査を実施**しました。期間は２０２０年12月19日〜２０２１年8月24日で、１５２名からの回答が得られました。ご協力いただいたみなさま、大変ありがとうございました。

これから、そのアンケートの結果を紹介していきますが、これはあくまでもウェブ上でのアンケート調査ですので、研究で使えるようなエビデンスが高いデータではありません。

とはいえ、アンケート結果は、偏差値を測った勇気ある漢たちのリアルな想いを垣間見られる、とても興味深いものです。

回答者の内訳は、かつて公開されていた「ペニス偏差値チェッカー」がＳＮＳで話題になったこともあり、20代が31％、10代が20％で半数を占め、30〜50代はそれぞれ約15％、60代以上は４％に留まりました。属性は会社員が43％、学生が32％。あとは自営業・自由業・公務員などでした。

ペニス偏差値チェッカーは、すでに紹介したように、自分で計測したペニスの「長さ」と「太さ」の数値を入力して計算ボタンを押すと、偏差値がすぐに表示されるという仕組みです。算出される**偏差値は、全世界の男性のエビデンスに基づいたペニスのサイズの平均と標準偏差をもとに計算された、信頼性の高いものです。**

さてさて、みなさんの偏差値はどうだったのか。今回のアンケートの集計を発表しましょう。

【表1】は「通常時の偏差値（長さ・太さ）**を記入してください。」**という質問に寄せられた回答です。**【表2】は「勃起時の偏差値**（長さ・太さ）**を記入してください。」**という質問に寄せられた回答です。

ロンドン大学の研究では、世界の平均値をセンチメートルで出しているので、比較するために、編集部が偏差値から逆算して出したセンチのサイズを、表には掲載しました。

今回のアンケートで出た平均値は、ロンドン大学の研究で示された平均値より、かなり長くて太いという結果になりました。特に勃起時の長さは、世界平均より2センチも長い！ 偏差値の平均値は、プラス13と爆上がり！

まったく驚くべき結果ですが、これは自己申告の影響でしょう。同一人物でも、通常時より勃起時の偏差値が高くなっているのです。計測値が1センチ長いと、勃起時の偏差値は6上がるので、2センチ長くなると、偏差値は12上がることになります。これは、膨張率が高い、つまりしっかりと勃起できていることを示している可能性もないとはいえませんが、かなり怪しい……。日本人男性は、やはり自分のペニスを少しでも大きく見積もりたいのでしょう。

一人ひとりは、たぶん、ちょっとだけ大きくしてみたということなのかもしれませんが、結果、**世界の平均値を大幅に凌駕《りょうが》して、2センチも大きくなってしまったのです。**

なるほど、ペニスのサイズの平均値を正確に出そうと思うと、容易ではないことがよくわかります。77ページで紹介するアメリカのカリフォルニア大学の研究論文にも、「通常状態のペニスと勃起したペニスのサイズを測る場合、自己測定によって勃起時のサイズを測ると、精度は驚くほど低

【表１】　通常時の偏差値

	今回のアンケートによる平均値	ロンドン大学の研究による世界の平均値
長さ	9.8 cm（偏差値54）	9.2 cm（偏差値50）
太さ	10 cm（偏差値56）	9.3 cm（偏差値50）

※小数点第２位で四捨五入

【表２】　勃起時の偏差値

	今回のアンケートによる平均値	ロンドン大学の研究による世界の平均値
長さ	15.3 cm（偏差値63）	13.1 cm（偏差値50）
太さ	12.7 cm（偏差値59）	11.7 cm（偏差値50）

※小数点第２位で四捨五入

くなる」とありました。勃起時のペニスのサイズを男性が自分で正確に測るのは、ことほどさように難しいのでしょう。

個人を特定できないインターネットでの質問でも、多くの男性が、本当のことは言いたくないのか、あるいは事実を直視することを避けてしまうのか。もしかしたらこれは、「自分のペニスは小さいかもしれない」と思って、密かに不安を抱えている男性が多いことの表れかもしれません。

さらにこのアンケートの結果を見ると、長さだけでなく、太さの偏差値が高いことも気になります。実際の研究では、欧米人と日本人の太さはそれほど差はないといわれているので、やはり、このアンケート結果はかなり怪しいことになります。

まあ、このアンケートは、医学的研究が目的ではありませんし、**日本人男性の多くが、自分のペニスがほかの男性や世界の男性と比べてどの程度の大きさなのかを知らない、つまり客観的評価ができないため、世界標準を大きく上回ってしまうことを知らずに、自分のペニスの長さを申告してしまったと考えると、これはこれで、かなり興味深い結果といえるでしょう。**

回答者の71%はペニスについて悩んでいた

次の質問は、「現在、ペニスについて悩みがありますか?」というもの。

この質問に「はい」と答えた人は、実に71%。

サイズを大きく申告した人は、「ペニスに悩みなどない！」と強気で答えるのかと思ったら、予想外に弱気な回答。長さも太さも世界の男性に引けを取らない、いや、それどころか、世界に誇れるほど大きいと回答したはずなのに、この質問の回答では、ペニスに悩んでいる男性が大多数。悩みのない人のほうが少数派。第1章で紹介したカリフォルニア大学の研究結果では、悩んでいる男性はたったの14％だったのに、です。

ペニス偏差値チェッカーを試した方が対象なので、ペニスについて何かしら気になる点がある方が多かった可能性はあります。またウェブアンケートだからこそ本音が出た結果とも考えられます。それにしても、ペニスについて悩んでいる人が圧倒的多数という結果には、やはり驚かされます。サイズを大きめに回答した人が多かったことと考え合わせると、日本人男性の複雑な胸のうちが透けて見えるようです。

それでは、**71％の男性は、いったいペニスの何に悩んでいるのでしょう。**悩みがあると答えた男性に、**どんなことで悩んでいるのか**を複数回答で具体的に聞きました。

■1位　長さが短い　47％
■2位　太さがない　35％
■2位　包茎　35％
■4位　早漏　33％

※2位は同率

やはり**サイズが一番の悩み。次いで包茎、早漏**と続きます。ほかには「必要なときに勃起しない＝17％」「射精に至らない＝12％」といった機能的な悩みが出現していました。「色が黒ずんでいる」「陰茎に対して亀頭が小さい」「ペニスの臭いを気にしている」などの回答もありました。

理由はともかく、自分のペニスに自信がもてないという日本人男性は、アメリカ人男性と比べると圧倒的に多いわけです。

性欲は強いが、セックスに自信がない男子

次は「自分の性欲は強いと思いますか？」という質問です。「まったくない」から「かなり強い」の5段階評価で回答してもらいました【グラフ3】。

4と5の性欲強め傾向を合わせると76％。草食化傾向が進んでいるといわれている昨今の男性でも、性欲は衰えていないことがわかります。

「**月の平均的な射精の回数を記入してください**（セックス、オナニー、夢精等を含む）」という質問もしているのですが、若い人が多いからでしょうか、**月の平均射精回数は約24回という結果でした。**

ここでちょっと、マスターベーションについて、お話ししておきましょう。

「マスターベーションをやり過ぎると、頭が悪くなる」という話を耳にすることがありますが、こ

【グラフ3】 自分の性欲は強いと思いますか？

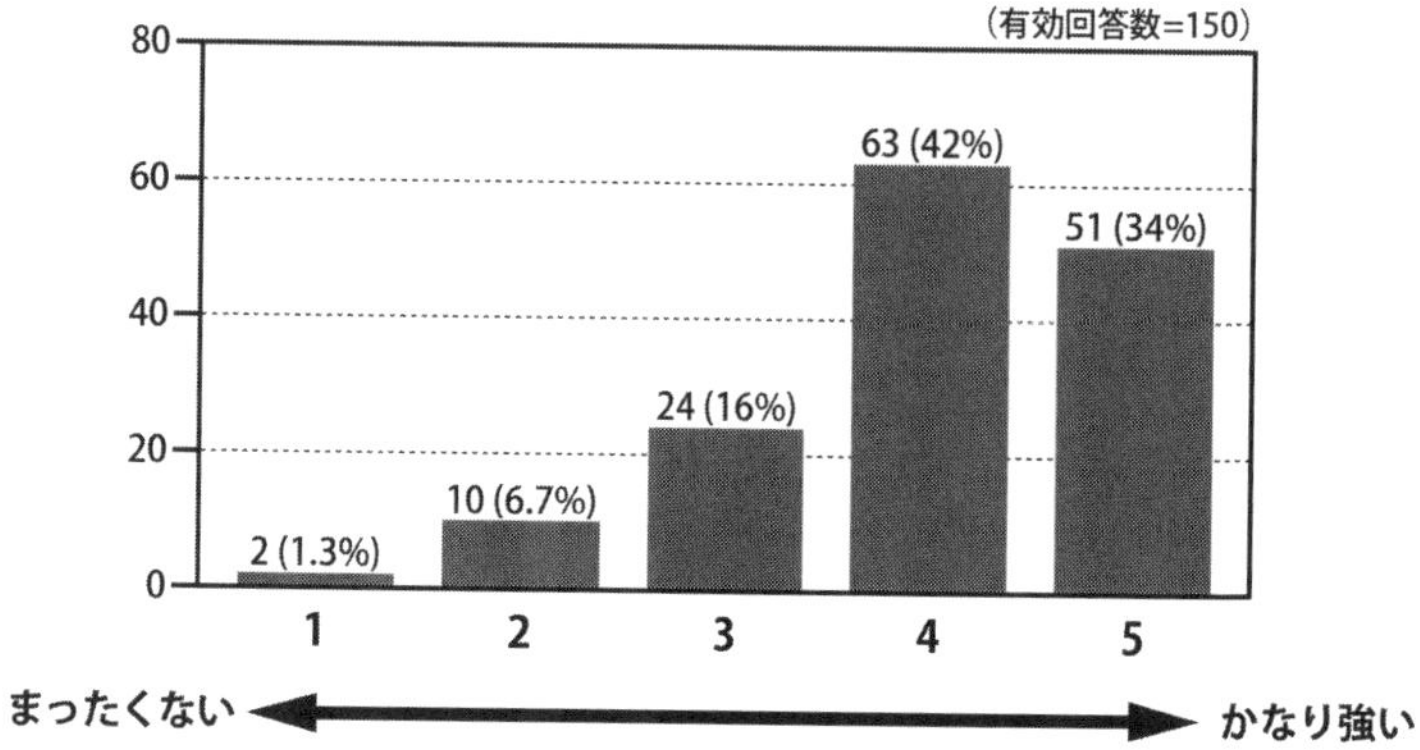

れは完全な誤解です。**男性は毎日、エッチな妄想をするのがむしろ正常**。ですから、あまり厳格な禁欲を目指す必要はありません。

射精は、前立腺の健康維持に有効だともいわれています。ペニスに刺激があり、射精が近づくと、前立腺の血流が良くなります。射精の瞬間、ペニスや前立腺の血管は収縮と弛緩をくり返すのですが、それもいい運動になっているのです。

射精の回数が多いほうが、前立腺がんの発症が少なかったという論文があります。アメリカのハーバード大学が、米国の男性医療従事者約3万人を調査したところ、1か月の射精回数が21回以上の男性は、4~7回の男性に比べて前立腺がんを発症する危険性が2割前後、低かったのです[6]。

脳や筋肉と同じで、体の部位は、使わないでいるとどんどん衰え、さまざまな不調を引き起こします。これを「廃用症候群」といいますが、ペニ

スも使わなければどんどん衰えます。

無理にする必要はありませんが、勉強や仕事がおろそかになったり、睡眠時間が減ってしまったりしない程度に、マスターベーションをするのは健康に寄与するということです。

ただし、注意してほしいことがあります。マスターベーションをするときは、あまり強くペニスを刺激してはいけません。過剰な刺激が習慣になると、**女性の腟内で射精できなくなる恐れがあるからです。**これについては133ページで詳しくお話ししますので、気になる方は、ぜひお読みください。

さて、アンケートの結果についての話に戻りましょう。

次にした質問は、**「セックスで相手を満足させている自信がありますか?」**というものでした**【グラフ4】**。これについても「まったく自信がない」から「とても自信がある」までの5段階評価で、回答してもらっています。

この問いで、**自信があると回答した人は約31%**（45人）。76%の人が「性欲が強め」と回答し、月の射精回数が平均24回である一方で（月5回以下の方は8%）、そこそこの人が約38%。自信がもてずにいる人が約31%。合計すると、**69%もの人が、女性とするセックスに不安を抱えていたり、自信がもてずにいたりする**ようです。

「自信がある」と回答した男性は、比較的ペニス偏差値の高い人が多く、女性から「大きい」「太

【グラフ4】　セックスで相手を満足させている自信がありますか？

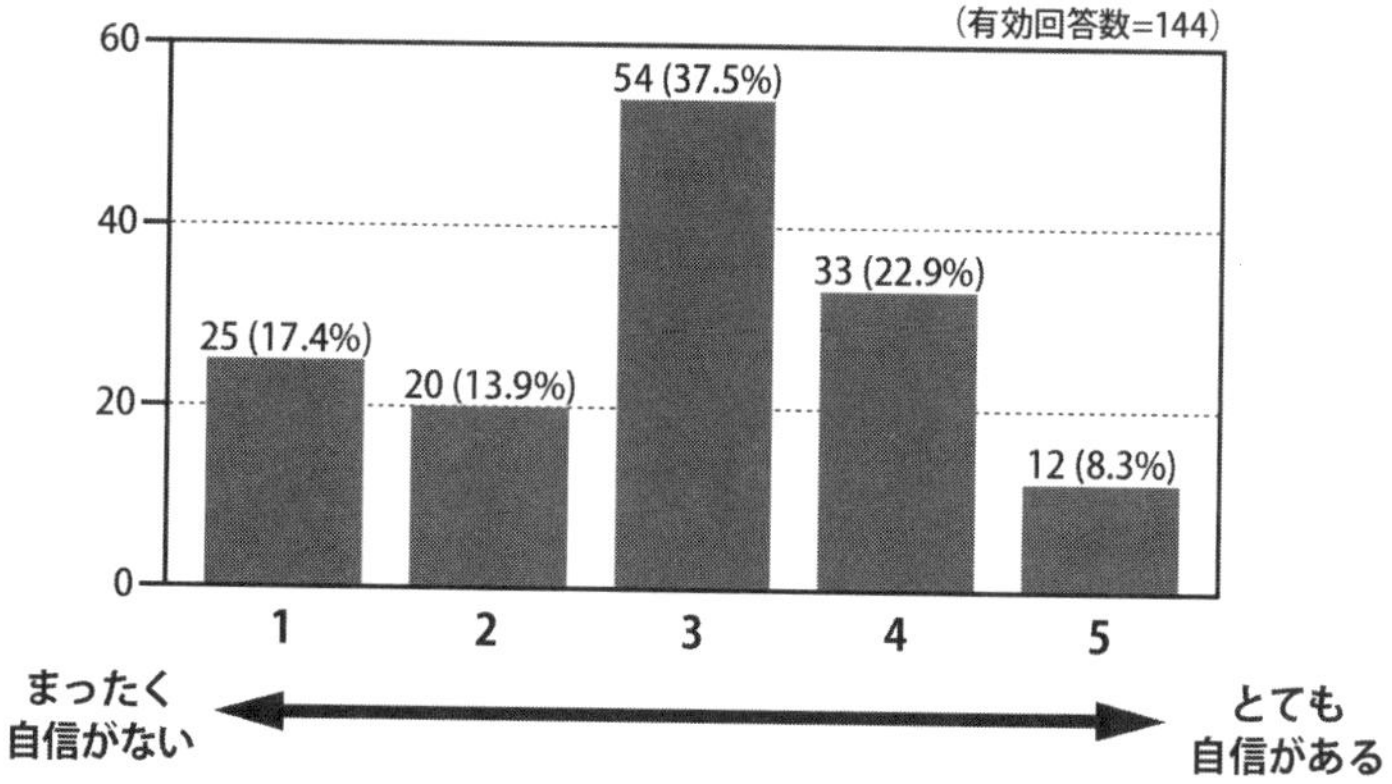

い」などと褒められた経験のある方が、45人のうち約58%（26人）。このなかには、ペニスの偏差値がさほど高くない人も含まれているので、女性の言葉で自信を与えられている男性もいるようです。

もっとも「太い・長い」と言って男性を喜ばせた女性が、その男性とのセックスで、本当に満足を得ていたかどうかは別問題。残念ながら、女性はセックスのこととなると、本当のことを言わない場合が多いからです。

次に、**「『自信がない』と回答した方は、その理由を教えてください」**という質問をして、自由記述で回答してもらったところ、回答は、ほぼ以下の4項目に分類できました。

■サイズや見た目の問題　小さい、短い、細い。太すぎ・長すぎで相手が痛がる。包茎、色が黒い。

■**勃起や射精に関わる問題**　勃起しない。早漏、中折れ、遅漏、射精できない。
■**相手の反応の問題**　相手が満足しているように見えない。相手がイッたかどうかわからない。
■**その他の問題**　経験不足。相手がいない。童貞。

このなかでは、やはりサイズに不満があるという回答が最も多く、次いで勃起しない、早漏、遅漏（射精できない）、中折れが同率ぐらいで続き、包茎の悩みも少なくはありませんでした。

これは、「ペニスに悩みがある」と回答している方の悩みとほぼ同じ。自分のペニスに悩みがある人は、セックスのとき、相手を満足させている自信もないということでしょう。ペニスに悩みがないという男性が、セックスで相手を満足させているかは、甚《はなは》だ疑問ではありますが……。

さて次は、「バイアグラや、男性機能をアップするサプリメントを服用しているか、ペニスのサイズ増大の目的で病院を受診したことがあるか」を、回答者全員に質問してみました。

バイアグラを服用しているのは、40代以上の方がほとんどで約7％（11名）。男性機能回復のために、なんらかのサプリメントを服用していると答えた方は、20～60歳以上までの幅広い年代に散見されたものの、それでも約13％（20名）。ペニスサイズ増大のために病院を受診したと回答したのは0・7％（1名）だけでした。

ペニスについて悩んでいる男性が71％もいるのに、具体的な対策をしている方は少ない印象です。

十全に勃起しないと悩んでいても、バイアグラやサプリは服用しない。早漏・遅漏・勃起不全・包茎で悩んでいても、病院には行かない。多くの人が、悩んでいても自信がもてなくても、何もせず黙って一人で不安を抱えているだけのようです。

ペニスサイズは、セックスの自信を左右する

第1章で紹介したカリフォルニア大学の研究では、「自分のペニスに自信がないと性行為やオーラルセックスに消極的」という結果が出ています。ただし、何度もくり返しますが、**自分のペニスに不満があるというアメリカ人男性は、たったの14%。それに比べて、私たちの調査では、ペニスのことで悩んでいる日本人男性は71%**にも上っているのです。

私たちと同じ霊長類であるゴリラやオランウータンのペニスは、平均約4cm。チンパンジーが平均約8cm。人間は平均約13cmで、霊長類最大のペニスをもっていることはご存じでしょうか。

人間のオスが、なぜ霊長類最大のペニスをもつに至ったか、ハッキリとしたことはわかっていないのですが、ほかの霊長類に比べて、人間のオス、つまり男性が、自分のペニスに対して、ひどくナイーブであることは、たぶん間違いないでしょう。特に日本人男性は、ひょっとしたら他国の男性より、ずっとずっとナイーブなのかもしれません。

そのせいでしょうか、パートナーから、ペニスに対して何か言われると、どんなささいなことで

も聞き逃さず、心に深く刻んでしまうようです。

アンケートでは、**「これまでセックスの相手から自分のペニスについて何かコメントされたことがありますか？」**という質問もしています。「はい」と答えた男性は約50％。その方たちに、重ねて**「どんなことを言われたのか、言われた際の感想を教えてください」**という質問をして、自由に記述してもらいました。その回答を見ていきましょう。

セックスの相手からの好意的コメント

「大きさに満足」
「いままでセックスした男のなかで、断トツで大きい」
「太くてゴムが入らない」
「長くて大きいのがいい」
「おっきくて、壊れちゃう」

好意的コメントに対する男性の感想

「うれしかった」
「褒められた」
「悪い気はしなかった」

「満足」
「気分がいい」

好意的なコメントを聞いた男性たちはみな、喜びを噛みしめているようです。

なかには太すぎて、「痛い」「奥まで入れないで」と、相手から苦痛を訴えられた人たちもいましたが、当のご本人は、（相手には悪いと思いつつも）まんざらではない様子。それでも、「大きいと言われてうれしいが、奥まで挿入できないことが多々あって、素直に喜べない」「太くて痛いと言われて、ちょっと悲しい」という男性もいて、大きい人には大きい人なりの悩みがあるのだと気づかされます。

ここでちょっと、ペニスが大きすぎることで、女性が痛がる場合の対処法についてお話ししておきましょう。

女性は、ホルモンのバランスが崩れたりストレスを抱えたりすると、愛液が減少して性交痛を感じるようになります。現代社会では少しも珍しいことではないのですが、性交痛があると当然ながら、女性はセックスを楽しめなくなります。ペニスが大きすぎることだけが原因なら、ペニスに装着する「オーナット（ＯＨＮＵＴ）[注]」というラブグッズがあるので、それを利用することをお勧めします。インターネットで「ラブグッズ　オーナット」と検索するとヒットします。このラブグッズを販売している「ラブピースクラブ」によると「生涯で性交痛を経験したことがある女性は全体の

75％」もいるそうです。ペニスが大きいせいで女性が痛がるようなら、ぜひ、このラブグッズと潤滑剤を利用してください。

女性本人がもっとセックスを楽しみたいと思っているなら、弊社が刊行した『ちつのトリセツ劣化はとまる』[注]を、勧めてあげてください。膣を健康にするだけでなく、収縮性を取り戻す膣ケアの方法も詳しく紹介した本ですが、女性がそれを望まない限り、膣ケアを勧めることは避けてください。「セックスが楽しくない」と言ったところ、男性が逆ギレ。「お前がちゃんと膣ケアをしていないせいだ！」と言われたという女性がいました。その女性は、その男性とお別れしたそうですが、女性が悩んでいるなら、「一緒にその解決法を探そう」という気持ちでいてほしいと思います。

さて次は、女性から言われた否定的なことを紹介しましょう。

セックスの相手からの否定的コメント

「元カレのほうが大きかった」
「硬いけど、小さすぎるし、早すぎ」
「ちっちゃくって、入っている気がしない」

注　オーナット……https://www.lovepiececlub.com/shop/products/detail.php?product_id=6807
注　『ちつのトリセツ　劣化はとまる』……https://www.amazon.co.jp/4770502222/

「皮が長すぎ、小さい」
「もうイッたの？」

否定的コメントに対する男性の感想

「馬鹿にされてつらかった」
「やっぱりかぁ」

否定的なことを言われた男性は、言われたときの感想をほとんど書いてくれませんでした。思い出すのさえイヤなのかもしれません。

なかには「俺のは小さい？　と聞いたら『うん』と即答されて不覚にも興奮してしまいました」という男性もいましたが、これはレアケースでしょうか。

多くの女性が「男性のペニスやセックスのやり方に対して否定的なことを言うと、プライドが傷つくのか、男性があからさまに不機嫌になって、良好だった関係がギクシャクしてしまう」と考えていることを、男性はご存じでしょうか。

セックスをしたあと、女性が不満を言わない第一の理由は、この男性の「傷つきやすさ」にあります。女性は、不満を言わないのが「男性に対する思いやり」と考えているのです。それだけではありません。男性がするセックスに不満を言えば、プライドを傷つけられた男性が仕返しをしてくるのではないかと恐れてもいます。

実際に、不満を漏らす女性に対して「お前の感度が悪いんだ」とか「可愛くないなぁ」などと思ってしまう男性は、少なからずいるのではないでしょうか。

不満を言う女性の言葉に悪意があれば、不愉快になったり腹を立てたりするのは当然のことです。けれども、女性の言葉に悪意がなく、もっと気持ちのいいセックスがしたいという含みがあるなら、不機嫌になったり、腹を立てたりしないでください。

セックスをしたあと、悪意なく正直に不満を言ってくれる女性は、日本にはほとんどいないと言ってもいいぐらいです。素直に不満を言ってくれる女性と出会ったら、セックスが上手になるチャンスと考えましょう。そして、その女性と一緒に、どうしたらもっとおたがいに気持ちよくなれるかを考え、二人で一緒に、いろいろなことを試してみましょう。

たくさんの女性と性的関係をもった男性より、1人の女性と、女性の気持ちに寄り添いながら、じっくりセックスを突き詰めた男性のほうが、セックスは格段に上手くなります。

言うまでもなく、セックスの上手下手に、ペニスの大きさは一切、関係ありません。

性生活に満足している男性はわずか21％

さて、アンケートに戻りましょう。

次は、**「現在の自分の性生活に満足していますか？」**という質問です**【グラフ5】**。

性生活に満足している男性はたったの21％でした。

男性が10人いたら、性生活で満足を感じている男性は、そのなかの2人だけ。10人のうち5人は不満足で、残りの3人はどちらでもないと、ちょっとあやふや。

回答者の多くが若い男性なのですが、半数の人は不満を抱えているわけです。いったい、何が不満なのでしょうか。

性的パートナーがいるかどうかについても質問してみました。

「現在、性的なパートナーはいますか？」という質問に対し、「はい」と答えたのは36％。平均年齢は43歳でした。ちなみに、パートナーと婚姻関係にあるかどうかは聞いていません。

その36％の人に**「パートナーとの平均的なセックスの回数は？」**という質問をしたところ、「ほとんどしていない」と答えたセックスレスのカップルが29％。「月2～3回」と答えたカップルが26％、「週に1回程度」のカップルが13％、「週2～3回程度」と答えたカップルが24％でした。

過半数のカップルが、セックスレスではありませんでしたが、もう少し年代が高くなれば、セッ

【グラフ5】　現在の自分の性生活に満足していますか？

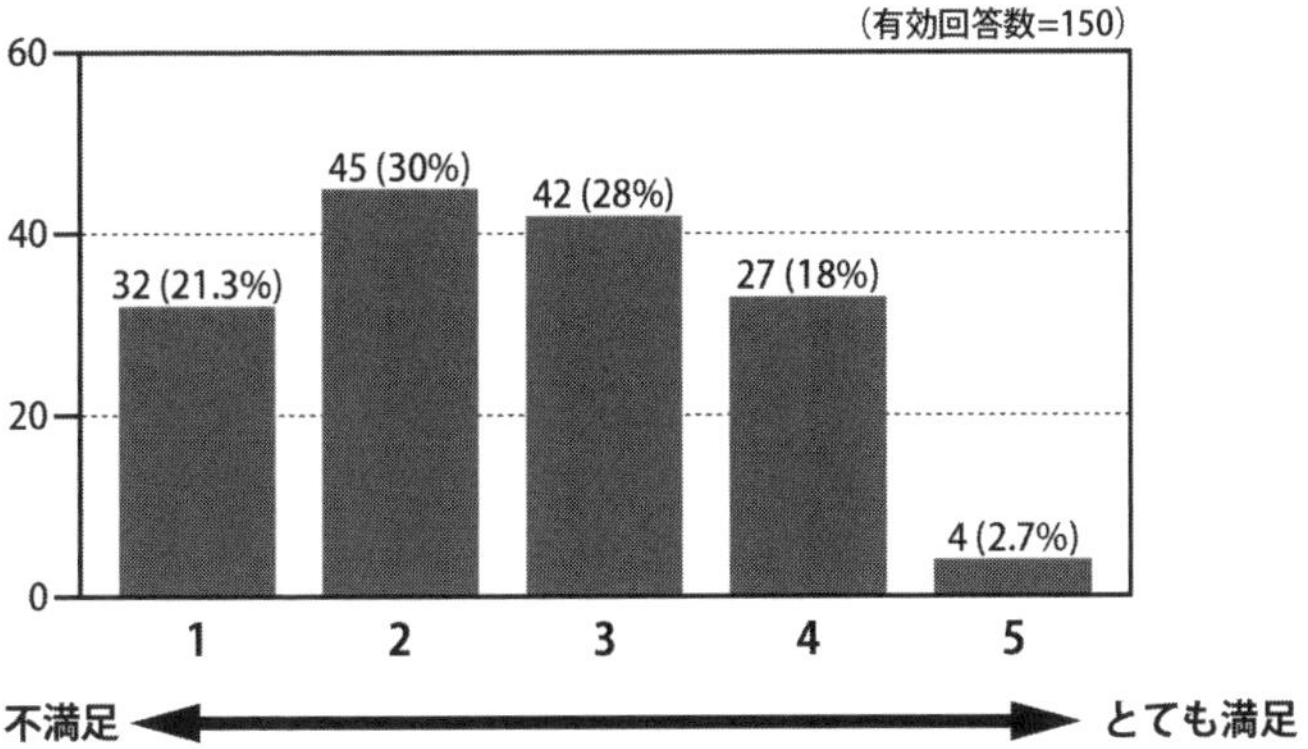

クスレスの人はもっと増えるでしょう。日本では、20歳から49歳の男女で、なんと51・9％もの人がセックスレスだからです。[7]

続けて、**「現在のパートナーとのセックスの回数についてどう思っていますか？」**と質問したところ、満足していると答えた人は35％。もう少し回数を増やしたいと答えた方が60％でした。多くの男性が、パートナーともっとセックスをしたいと望んでいるわけです。

それでも「妻は育児で、自分は仕事で疲れているのでタイミングがつかめない」「パートナーがしたがらない」「時間がとれない」「回数を減らしたい」「めんどくさい」などと答えている人もいて、セックスレスに近づいている男性が少なからずいる、と感じさせられました。

ここまで、アンケートの結果を紹介してきましたが、これを見て、あなたはどう思ったでしょう。日本人男性の多くは、もっとセックスをしたいと思っているのに、ペニスにも、パートナーとのセックスにも自信がなく、多くの方が不満を抱えていると言えるのではないでしょうか。

日本人男性は、なぜそんなに自信がもてずにいるのでしょう。いったい、何が原因なのでしょう。ペニスが小さいと思い込んでいることが原因でしょうか。ペニスが大きければ、自信がもてて、セックスでも満足が得られるようになるのでしょうか。

ひょっとしたら、日本人男性の自尊心の高低は、ペニスの大小や、上手に勃起・射精ができるかどうかに、過剰に左右されているのかもしれません。

もちろん、経済的な不安や、仕事が思うようにいかないなど、自尊心をゆるがす原因は、ほかにもいろいろあるでしょう。けれども、あなたがいることを喜んでくれる友人や仲間がいて、おたがいに相手をかけがえのない存在と思い合えるパートナーがいれば、自尊心が大きく傷つくことはめったにありません。

ペニスは、あなたという人間の、体の一部でしかないのです。

次の章では、女性は本当に大きなペニスを望んでいるのか、男性のペニスの大小によって女性が感じる快楽には本当に差があるのか、などを調べた調査や研究を紹介していきましょう。

第3章

女性は本当に大きなペニスが好きなのか

不安はどこから生まれてくるのか

私たちはここまで、自分のペニスに対しての男性たちの気持ちを探ってきました。

男性の悩みの筆頭は、とにかくサイズ。「どうしたって、ペニスは長くて太いほうがいい」と思い込んでいるからでしょう。多くの男性が、自分のペニスのサイズに満足することができずにいます。加えて包茎・早漏・遅漏・中折れについても、かなりの男性が悩んでいるとわかりました。

私たちが行ったアンケートでは、なんと70％以上の男性が、自分のペニスに自信がないと答えているのです。何度もくり返しますが、カリフォルニア大学での同様の調査で、自分のペニスに満足していない男性が14％であることを考えると、これはまさに憂慮すべき数字でしょう。

そのせいか、女性とのセックスにも自信がもてなかったり、不安を抱えたりしている男性が、これまた70％近くもいるのです。

どうしてこれほどまでに多くの日本人男性が、自分のペニスやセックスに対して自信をもてずにいるのでしょう。自信を喪失している男性たちは、どうしたら自信を取り戻すことができるのでしょう。そもそも、日本人男性の多くが抱えている不安や劣等感は、正当なものなのでしょうか。

これまで紹介してきた研究や調査を見ればわかるとおり、世界の男性に比べて、日本人男性のペニスは、特別に小さいわけでも細いわけでもありません。それなのに多くの男性が自信をもてずにいるのは、ひょっとしたら、日本人男性の「巨大ペニス願望」が、ほかの国の男性に比べて強いからではないでしょうか。

世界経済フォーラム（ＷＥＦ）が、２０２３年に発表した「グローバル・ジェンダー・ギャップ・レポート」(8)によると、日本は１４６か国中１２５位。韓国が１０５位、中国は１０７位。同じアジアの父権が強いとされている国のなかでも、日本は男尊女卑思想が特に色濃い国といえるでしょう。

事実かどうかはさておき、男性は、体力だけでなく、経済力・理解力・判断力・決断力・包容力など、すべてにおいて、女性より優れているはず、と考えられているわけです。

その結果、男性に保護される対象、つまり男性より劣っていることにされ、差別されている女性だけが大きな不利益を被《こうむ》っていると思われがちですが、実は、差別する側であるとされている男性も、大きな負担を強いられています。

「男の子でしょ、我慢しなさい」とか「男なら泣き言を言うな」などと言われて育つ男性は、幼いうちから「強い男」になることを期待され、無意識であれ、その期待に応えようとがんばっています。セックスの場面でも、それは如実に表れていると言っていいでしょう。

男性は、女性を誘ってその気にさせ、セックスではつねに能動的に動いて女性をリードし、自分のペニスをコントロールしながら女性に快楽を与え、満足させなければならないと思われているのです。つねにそんな役割を求められているとすれば、これはもう「お勤《つと》め」です。

裏返せば、女性は男性に対してつねに受動的に振る舞い、男性が与えてくれる快楽を喜んで享受するよう強いられてきたわけで、これもまた、はっきり言って「お勤め」です。

そんなセックス、楽しいはずがありません。そのような、ある意味、定型化しているセックスが、女性だけでなく男性からも、セックスの喜びだけでなく自信すらも奪っているのです。

知らず知らずのうちに、親や社会の「強い男であれ」という期待を受け、つねにその期待に応えようとしてきた男性は、セックスの場面でも、「強い男」であることを自分に期待しています。それなのにペニスが理想より小さい、包茎で早漏で中折れはするし、勃起も射精も思うようにいかない。情けないこと極《きわ》まれり。自尊心が傷ついてしまうのは当然の流れでしょう。

本来なら、お勤めセックスとは違うセックスを追求すればいいのですが、それは強い男であることをあきらめることにつながってしまいます。だからこそ、ペニスが大きくなれば、包茎でなくなれば、早漏や遅漏が改善できればと、思ってしまうのでしょう。

多くの日本人男性がセックスのお手本にしているAVは、大きなペニスで女性を貫き、よがり声を上げさせるのがお決まりのパターン。あれは現実のセックスではない、女性はあんなセックスを望んでいないと、何度、聞かされても、男性がAVのイメージから離れられないのは、あのようなセックスが「男としての理想」と、どこかで思い込んでいるからではないでしょうか。

AVで展開されているセックスが理想だと思っている限り、自分のペニスやセックスに自信をもつのは困難になるばかりだし、女性を満足させなければならないという負担は増すばかり。それなのに、一人前の男であればできて当然とされている「雄々しいセックス」ができないせいで、日本人男性は苦しんでいるのです。

どうしたら日本人男性は、ペニスに対して、セックスに対して、自信を取り戻すことができるのでしょう。

まずは、女性が望んでいるペニスはどんなペニスなのか、そして女性は、どんなセックスを望んでいるのかを、紐解いていきましょう。

それらについても、多くの論文があります。ここからは、それらを紹介しながら、日本人男性が理想とするセックスと、日本人女性が望んでいるセックスに乖離《かいり》はあるのか、あるとしたら、それはどんな乖離なのかを探っていきましょう。

女性にとってペニスのサイズは本当に重要?

まずは男性が気にしているペニスのサイズについてです。女性は男性のペニスのサイズを、どのくらい重要視しているのでしょうか。

最初にご紹介するのは、2002年にヨーロッパの泌尿器科学会の学術誌『European Urology』に掲載された論文(9)です。

オランダの大学病院で出産した女性の回答170件から、「パートナーのペニスのサイズを重要視するか」について調べています。その結果、77%もの女性が「ペニスの長さは重要ではない」と回答しました。長さが重要と答えた女性は、わずか21%に過ぎなかったのです。

ところが、太さが重要と答えた女性は33%。長さよりも、太さのほうが重要視されていることがわかりました。また、太さに重きをおく女性は、長さも重要視する傾向にありました。ここでがっかりしてはいけません。なぜなら、この論文を読む限り、長さも太さも重要視しない女性が50%前後はいることがわかるからです。

ただし、この研究は質問の方法がストレートで、回答は自己申告。どんなペニスを好むかは、女性にとっては非常に答えにくい問いなので、結果を鵜呑みにはできません。性に関する質問は繊細かつプライバシーにかかわるので、つねに信憑性を疑いながらデータを見ていく必要があります。

そこで、次に紹介するのは、倫理感や遠慮など、女性の心理的な影響が答えを左右しないよう配慮して行われ、2013年に発表された研究[10]です。

オーストラリアの大学で、105人の女性(平均年齢26歳)に、等身大の男性像の影絵を見せ、ペニスの大きさ・身長・体型が異なる複数の影絵の中から、一番魅力的だと思うものを選んでもらうという調査が行われました。女性たちには、ペニスの研究であることは伏せられていました。

その結果、多くの女性たちが選んだのは、ペニスが大きくて身長が高く、逆三角形の体型の男性でした。結果、この3つの要素が男性の魅力に影響していて、それらは相互作用をもたらしているという結論になりました。

けれども、最も影響があったのはペニスの大きさではなく体型。女性は、肩幅が広く、ウエストが締まっている男性に、魅力を感じていたのです。肩幅が広い男性はテストステロン値も高く、男性力が高いことを女性は本能的に察知しているのかもしれません。

この調査では、先ほど紹介したオランダの大学病院の調査とは正反対で、女性が魅力を感じる要因のなかには「ペニスの大きさもある」という結果になりました。

果たして、どちらが女性の本音なのでしょうか。

ワンナイトラブなら、大きめのペニス

「等身大とはいえ影絵を使用しているのでは、リアリティに欠けるのでは？」と思った方のために、3つめの調査研究をご紹介しましょう。なんと3Dプリンターで作られた、実物大の勃起したペニスの模型を使って、カリフォルニア大学の研究者などが、75人の女性（平均年齢25歳）を対象に、どんな大きさのペニスを好むかを調べ、2015年に発表した研究[11]です。

ペニスの模型は、それまでの幾つかの研究から算出されたアメリカ人の平均的な勃起時のサイズ[注]（長さ15・2㎝、太さ12・7㎝）を中心に、大小33個もの模型が並べられました。なかなか壮絶な光景です。

注　アメリカ人の平均的な勃起時のサイズ……この数値は、研究によってかなり違うので絶対ではない。

女性たちはそれら実物大のペニスの模型を見て触って、次の2つの場面に合わせて好みのサイズを選びました。

❶夫や彼氏など長期的なパートナーが相手の場合
❷ワンナイトラブなど短期的なパートナーの場合

両方のシチュエーションで、女性たちは平均的なペニスのサイズより、少しだけ大きなペニスを選びました。特に、短期的なパートナーに対しては、長さだけでなく、太さも平均より大きいものを選んだのです。

具体的には、ワンナイトラブでは平均サイズよりプラス1・1㎝長いペニスを好み、長期的な関係では平均サイズよりプラス0・8㎝のペニスを好んだのです。

微妙な差ですが、女性は、ワンナイトラブなど短期的なパートナーには刺激のあるサイズを求め、長く付き合うパートナーの場合は、自分の体への負担が少ないペニスを好むのかもしれないと研究者たちは考察しています。

あくまで想像ですが、女性は、長期的なパートナーであれば、ペニスのサイズに大きなこだわりをもたないのかもしれません。好きな女性と長いお付き合いをしたいと思っている男性にとっては、安心材料になるかもしれない研究結果です。もちろん、個人の嗜好によるので絶対とは言えません。

ここで、女性が男性を好きになるとき、本当に「ペニスのサイズ」が重要な要素になっているかを考えてみましょう。

はじめは第一印象。つまり顔や背格好、洋服のセンスや、語り口などから好意をもち、その後、人となりや、おたがいの関心事、人生に対する考え方などを知って愛情を深め、やがて性的な関係になっていく――。

プロセスにかける時間に長短はあるでしょうが、おそらく多くの人がこういうプロセスをたどって、男女の関係になっていくのでしょう。つまり、ほとんどの場合、女性が相手の男性のペニスのサイズを知るのは、関係がある程度、深まってからだということです。

おたがいに相手のことをよく知らないワンナイトラブでは、セックスが気に入らないということはあるかもしれませんが、そのような場合でも、ペニスのサイズだけが問題になることはほとんどないでしょう。セックスの相性とペニスの大小には、それほど深い相関関係はないからです。

ペニスのサイズと中イキの考察

そもそも女性は、大きなペニスのほうが、本当に気持ちがいいのでしょうか。

2010年のチェコの論文[12]では、ペニスの大きさとオーガズムがどの程度、関係するかについて調べています。

チェコの女性1，000人（平均年齢44・5歳）に膣オーガズム（Gスポットやポルチオなど膣の内部を刺激することで得られるオーガズム。いわゆる中イキ）に重要な要素を質問したところ、関係の強い要素は2つであることがわかりました。

ひとつ目は「女性本人が、中イキをするためには膣が重要であると学んでいること」。

ふたつ目は「膣にペニスが入っているとき、女性が膣の感覚に集中していること」。

つまり、**中イキできるかどうかは、女性の側の知識や意識にかかっている**ということで、**男性のテクニックの問題ではない**ということです。

日本人男性は、セックスに無知で受動的な、いわゆる処女性をもった女性を好む人が多いのではないでしょうか。そのような男性の要望に応えてか、日本人女性の多くは、セックスについての知識がほとんどなく、能動的に快楽を追い求めることを躊躇《ちゅうちょ》しがち。感じたふりをしている人も少なからずいます。そのような女性は、自分の膣の感覚だけに集中することができず、したがってオーガズムを得ることも難しいでしょう。

中イキするためには、女性がセックスに対する知識を深め、恥の意識や気遣いを捨て、自由奔放に自分の快楽を追い求める必要があるのです。

セックスで女性を本当に満足させたいと思うなら、ペニスの大小を気にする前に、女性が不安や気遣いなく自分をさらけ出せるように、安心して自分の快楽を追求できるように、してあげることのほうがよっぽど大切なのです。

そのためには、きちんと避妊し、女性が痛がったりイヤがったりすることは絶対にしないこと。安心してセックスに集中できれば、女性が中イキする確率はグッと高まります。そういうセックスができれば、女性はきっと、「あなたとのセックスは最高にいい」と言ってくれるでしょう。

中イキについては、84ページで、日本を代表する泌尿器科医である関口由紀先生が、さらに詳しく解説してくれているので、そちらをお読みいただきたいと思いますが、大きなペニスを挿入してピストンさえすれば女性はオーガズムを得られる、テクニックを磨けば中イキさせられるというのは、幻想であるということを知っておいてください。

ここではさらに、中イキについて深掘りしていきましょう。「女性はペニスのサイズが大きいほうが気持ちいいのか」については、先ほどのチェコの女性を対象にした調査と同じ研究グループが、2年後の2012年にスコットランドの大学で、より詳しい調査をオンラインで実施していて、中イキについても調査しています[13]。

それによると、性行為の経験がある女性323人のうち、中イキの経験がある女性は160人と約半数でした。

さらに、その中イキ経験者を「長いペニスのほうが中イキしやすい＝長ペニス派」と、「ペニスのサイズは中イキには関係ない＝サイズ無関係派」の2つのグループに分け、どちらのグループが中イキしやすいかを比較するため、直近一か月で何回、中イキしたかを調べたところ、長ペニス派は、サイズ無関係派より約1・5倍も中イキしやすいという結果が出ました。

長ペニス派は、中イキの回数が月7・28回。対してサイズ無関係派は月4・68回。クリトリスオーガズム（マスターベーションも含む）では、両者に差はなく、長ペニス派も、サイズ無関係派も、同じようにオーガズムを得ているのに、中イキの回数では明らかに有意差があったのです。ということは、中イキ（膣オーガズム）を得ようと思えば、ペニスのサイズが重要ということでしょうか。

研究者たちは結論として、ペニスによって膣の奥を刺激されることを好む女性は中イキの頻度が高く、そのような女性が平均より大きなペニスをもつ男性を好むのは、それまでのセックスで得た経験値によるのではないか、と述べています。

もっとも、中イキできるかどうかは、先ほど述べたように、ペニスのサイズだけでなく、女性が中イキに至るために必要な知識を得ているか、あるいは気持ちの問題はどうかなど、多くの要因が絡んでいるので、研究者らは今後さらなる検証が必要だとも述べています。


いかがでしょうか？　ここまで紹介してきた研究や論文を見て、「ペニスは、やっぱり大きいほうがいいんだ」と思ってため息をついたり、得意になったりしているのではないでしょうか？

優越感や劣等感を抱えていると、人は知らず知らずのうちに、自分のその優越感や劣等感を補強するような考え方をしてしまいます。「やっぱりそうなのか」と思って、さらにうぬぼれたり、さらに落ち込んだりしてしまうのです。

だけど、待ってください。スコットランドの大学の調査で、中イキしている女性は323人中160人。約50％の女性だけです。では、残り半分の女性は、クリトリスでオーガズムを得ているのでしょうか。なかには、オーガズムを得られない女性もいるのではないでしょうか。

2017年にアメリカの性行動専門誌『Archives of Sexual Behavior』に掲載された論文によると、最もオーガズムを得るのが難しいのは、セックスの相手に男性を選ぶストレートの女性で、直近の男性とのセックスでオーガズムを得たと答えたのは65％。やはりオーガズムが得られない女性はけっこういるのです。ところが、セックスの相手に女性を選ぶレズビアンの女性が、直近の女性とのセックスでオーガズムを得たと答えているのは86％。

つまり、ペニスをもたない女性とのセックスで、女性は、男性とのセックスを超える確率でオーガズムを得ているのです。(14)

ここまでのことを踏まえて、まずは、これまで知られていなかった新たな視点から中イキについて考察している、女性医療クリニックLUNAグループの理事長で泌尿器科専門医の関口先生にうかがったお話を紹介します。

中イキで大切なのは男性のテクニックではない……関口由紀医師のお話

女性の腟の長さは、およそ7〜11㎝。人差し指ほどしかありません。日本人男性の勃起時のペニスは平均約13㎝。平均より多少、小さくても腟の奥を刺激することは可能です。

それに加えて、赤ん坊を通過させる腟は伸縮性に富んだ臓器なので、回数を重ねていると、挿入されるペニスの大きさに馴染んできます。伸び縮みするということですね。ワンナイトラブでは、そういうことは起こりにくいでしょう。

ペニスが小さい人は、セックスをするときの体位によっても、挿入感がかなり変わってきます。騎乗位【図11】や後背位【図12】、対面座位【図13】、松葉崩し【図14】など、ペニスが深く入る体位を積極的に試してください。肥満してお腹が出てくると、ペニスが深く入るこれらの体位がしにくくなります。**肥満はセックスの大敵でもある**のです。

ペニスが小さいと、女性を中イキさせられないのではないかと、不安に思っている男性も少なくないでしょう。

中イキとは、クリトリスではなく、腟の中にあるGスポットやポルチオ（後腟円蓋）を刺激することで得られるオーガズムですが、ペニスが小さな男性は、ペニスを挿入してもポルチオに届かないことがあるかもしれません。しかし、後述のように心配はいりません。

ペニスが大きくても、女性を中イキさせられる男性はそれほど多くないと思いますが、実は、女

【図11】 騎乗位

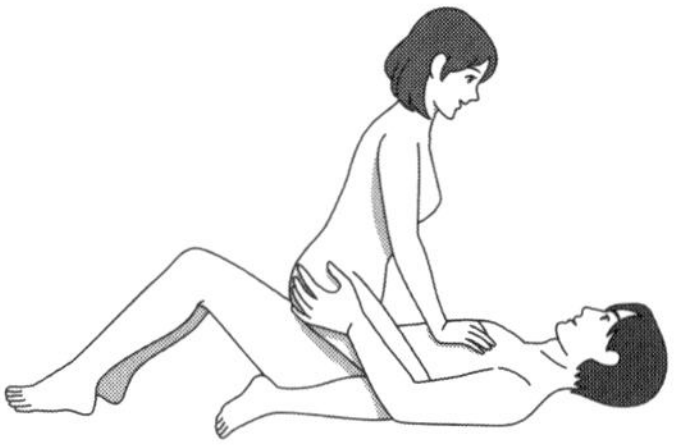

【図12】 後背位

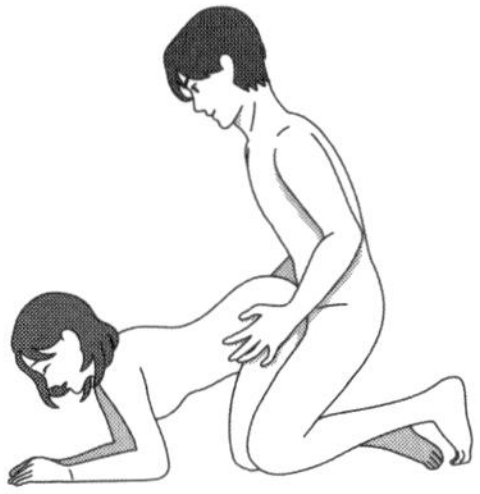

【図13】 対面座位

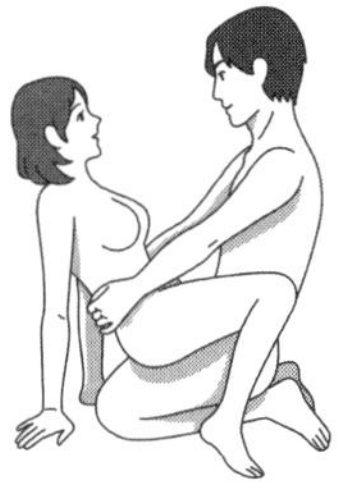

【図14】 松葉崩し

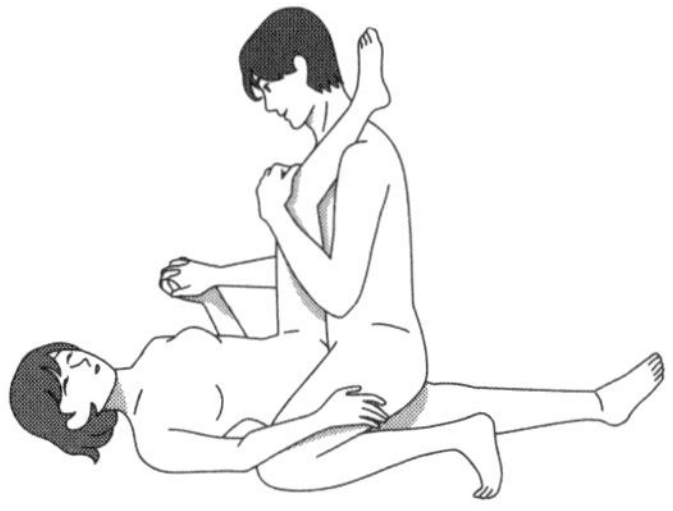

性が**中イキできるかどうかは、女性の側の性的成熟度によってかなり違ってきます。**

ここで言う性的成熟度とは、身も心も解放されてセックスを心から楽しめる、性的喜びを素直に追求したり甘受したりできるということですが、そういう性的成熟度が高い女性でないと、中イキに至ることはなかなかできません。セックスをしているとき、膣に自分の意識を集中させることができて、しかも、どこが自分の快感スポットかきちんとわかっている、そういう女性が中イキしやすいのです。

日本の女性が性的成熟度を上げるためには、日本の保守的な性道徳から自由になることが必要でしょう。とはいえ、そのような意識改革は簡単にはできません。相手の男性が、性的快楽を自由に奔放に追求しようとする相手の女性をきちんと受け入れること。そのうえで女性が、自分を縛っている性道徳を、少しずつ壊していくこと。

男性にとっても女性にとっても、中イキという性的快楽を得るためには、意識のうえでも訓練が必要なのです。

もうひとつ、中イキするために必要な訓練があります。

ご存じかもしれませんが、人間の体には、末梢神経が網の目のように張り巡らされています。末梢神経から伝達された情報が、脳や脊髄にある中枢神経に送られているのです。

末梢神経は、当然ながら女性器やその周辺にも張り巡らされていて、クリトリスはもちろんですが、**【図15】**を見てもらえばわかるとおり、Gスポットやポルチオのあたりにも多数、張り出して

【図15】　女性器周辺の末梢神経

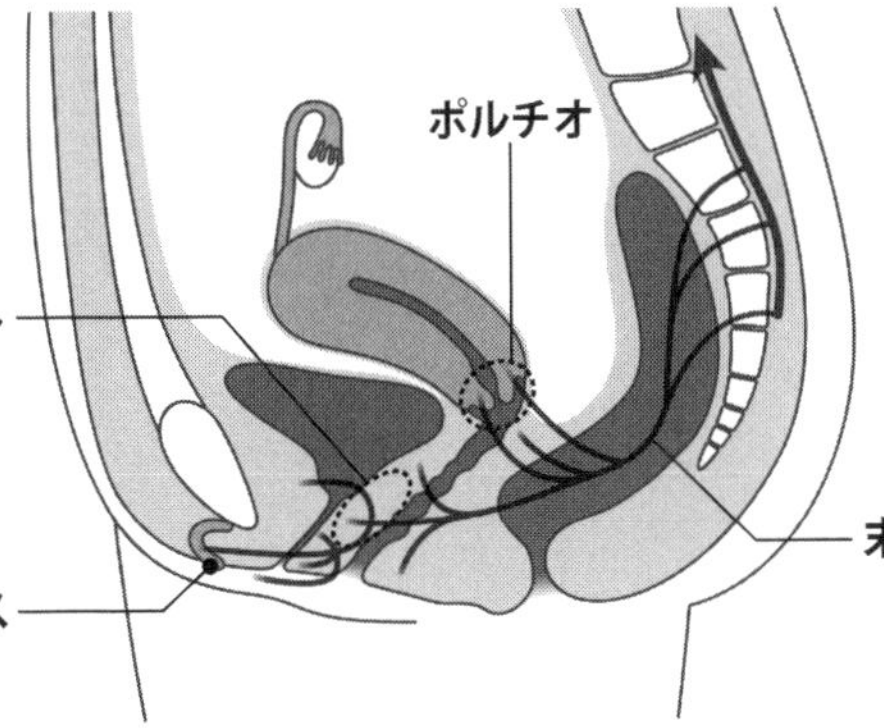

出典：Gräfenberg E.
The role of urethra in female orgasm.
Int J Sexol. 1950; 3: 145-148.

います。

　興味深いのは、末梢神経は成長したり発達したりするということです(15)。打ち身や切り傷などで皮膚が傷ついたとき、傷ついた部分を、思わず撫でたり摩《さす》ったりしていませんか。これは、そうすることで血流が巡り、神経の突起が伸びたり、再生されたりするからです。私たちはそのことを本能的に知っていて、無意識のうちに傷ついたところを撫でたり摩ったりしているのでしょう。

　このことから、**女性器付近の末梢神経も、撫でたり摩ったりしていると伸びてくる**ことがわかります。傷害を受けた末梢神経は、撫でると1日で0・25㎜伸長されるとされているので、月に4回セックスをして膣の中を撫でていると、1か月で約1㎜。1年で総量として約1㎝伸びることになります。

　ですから、ペニスが小さくて、ポルチオに届かなくても、膣壁の同じ場所を同じペニスで刺激していると、その周囲の末梢神経がしだいに伸びてきて、やがて快感が得られるようになり、膣内オーガズムが大きくなっていく可能性があるということです。

これもまた、ワンナイトラブでは起こらない現象です。ですから、ペニスが小さい男性や、中イキできない女性は、あきらめずに、同じ人と長期的関係をもって、せっせと膣内を刺激し続けてください。

そうすれば、女性の膣は、男性のペニスの大きさに馴染んでくるし、末梢神経も男性のペニスの大きさに合わせて伸びてきます。セックスが、だんだん気持ちのいいものになってくるということです。大切なのは、あきらめないことです。

以上が、関口先生からうかがったお話です。人間の体の不思議さ、奥深さを感じさせられると同時に、長期的な関係の大切さを改めて考えさせられました。

長期的な関係になると性欲がわかなくなるのが当たり前とされる一方で、特定の相手との長期にわたる親密な性交渉では、おたがいに体が馴染んできて、男女ともにより深くオーガズムを感じられるようになる。そうなれば脳内のオキシトシン分泌が高まり、セックスの質もより親密感が高まる方向へと、少しずつ変化していく可能性があるということです。

そのことに気づける繊細さと、それを喜べる感受性をもちたいものです。

続いては、ペニスをもたないトランス[注]ジェンダー男性（生まれたときに割り当てられた性別は女性だが、性自認が男性である人。以下、トランス男性）が、シス[注]ジェンダー女性（生まれたときに割り当てられた性別が女性で、性自認も女性である人。以下、シス女性）と、どのようなセックスをしているかについて、産婦人科医で、トランスジェンダー[注]のヘルスケア・セクシュアルヘルスケアを専門に診療を行っている池袋真先生にうかがったお話です。

ペニスをもたないトランス男性はどうしている？……池袋真医師のお話

トランス男性は、ペニスがありません。以前は、自分の体の皮膚などを移植して、陰茎形成手術を受ける人がそれなりにいました。手術代は高いし、本物のペニスではないので自然に勃起したり

注　トランス……ラテン語で、ふたつのものが逆を向いているという意味。

注　シス……ラテン語で、ふたつのものが同じ側にあるという意味。

注　トランスジェンダー……生まれたときに割り当てられた性別と性自認が異なる人を指す総称。トランスジェンダーの人を指して「ＬＧＢＴＱ＋」と称されることもあるが、これは性自認だけでなく性指向（性愛の対象がどのような性に向いているか）を含む総称で、Ｌ＝レズビアン、Ｇ＝ゲイ、Ｂ＝バイセクシュアル、Ｔ＝トランスジェンダー、Ｑ＝クエスチョニングとクイア。それぞれの頭文字を続けた語で、「エル・ジー・ビー・ティー・クイア・プラス」と読む。クィアは規範的な性のあり方以外のセクシュアリティを肯定的に表現するために用いられる総称。クエスチョニングは、自らの性のあり方などについて、特定の枠に属さない人、わからない人を表す。ここにさらに＋＝プラスを加えることにより、多様なセクシュアリティを表現できるため、ＬＧＢＴＱ＋が使われるようになってきた。

射精したりはできないのですが、それでもペニスが欲しいという人が少なくなかったのです。これは「ペニスがなければ男ではない」という考えが根強かったからでしょう。

けれども最近は、陰茎形成手術を受ける人はごく少数になってきたようです。手術代が高いだけでなく、合併症が多く、術後ケアも大変でハイリスクだからです。それに加えて、「ペニスがなければ男ではない」という考え方が見直されてきたことも大きいと思います。

男性ホルモン療法をしているトランス男性は、声が野太くなったり、髭が生えたり、筋肉量が増えたりするだけでなく、クリトリスも肥大して3～4㎝ほどになります。俗に「クリチン」などと呼ばれていますが、シスジェンダー男性（生まれたときに割り当てられた性別が男性で、性自認も男性である人。以下、シス男性）のペニスと比べれば、かなり小さい。トランス男性のペニスは、いわゆるマイクロペニスです。

そのような小さなペニスしかもたないトランス男性がどんなセックスをしているかですが、基本は口・舌・指を使ったセックスです。おたがいの性器を密着させて刺激しあったり、自分の指や舌で相手の性器を刺激したり、バイブレーターを使ったりもします。

「ペニスバンド」という、シリコンなどでできた疑似ペニス[注]が付いたバンドを腰に装着し、その疑似ペニスを膣に入れる人もいますが、装着するのが面倒でシラけるし、痛がる女性も少なくないので、セックスのとき積極的に使っている人はそれほど多くはないようです。水着を着るときをはじめ、股間に膨らみをもたせる必要があるときなどには使うようですが。

トランス男性と付き合っているシス女性のなかには、過去にペニスのあるシス男性とセックスを経験したという人もいますが、シス女性の多くは、トランス男性とのセックスで、ペニスの挿入がなくてもオーガズムを得て満足を味わっているといわれています。

「もともとトランス男性の体は女性だから、女性の体をよく知っている。だから、ペニスがなくてもセックスで女性が満足する行為ができるのだろう」と言う人がいますが、それは間違いです。トランス男性のなかには、自分の膣にペニスを挿入するという経験をしていない人もいるので、すべてのトランス男性が、女性の体のことを理解しているわけではありません。

確かに、生理についてはシス男性より、トランス男性のほうが知識があるかもしれませんが、すべてのトランス男性が、シス男性と比べて、シス女性とのセックスについてそれほど多くを知っているわけではないのです。

とはいえ、トランス男性のなかには、ペニスがないことに対してコンプレックスを抱えている人もおり、男性として生きているのに体には女性器があるため、自分の体に対する違和感が大きい人もいます。パートナーが自分に対して男性として接しているのに、相手が自分に女性器があると知ったら、違和感をもつのではないかという不安を抱えてもいます。そのため、パートナーの前では下着を脱がない、セックスの時には相手に自分の性器を触らせないというトランス男性が少なく

注　疑似ペニス……体につける人工ボディパーツ。「エピテーゼ」とも称される。

ありません。

けれども、そのようなコンプレックスや不安を抱えているからこそ、トランス男性は、女性を喜ばせたいという思いが人一倍、強いのかもしれません。膣にペニスを挿入せずに、どうしたら女性が満足するセックスができるか、トランス男性は、ペニスを挿入することを目的としているシス男性よりずっと真剣に、女性が心から気持ちよくなる方法を考えていると言ってもいいでしょう。

コンプレックスが肥大化すると、セックスの目的が「自分のテクニックで相手の女性をイカせて、自己満足を得ること」になってしまいがちなのはシス男性だけではありません。トランス男性も、シス男性と同じように、自分のテクニックで女性をイカせたいと思いがちです。それに加えて、シス男性と同じように、女性は大きなペニスを挿入されることを望んでいる、そうしなければ女性は満足しないと思い込んでいる人もいるかもしれません。

そのためトランス男性は、相手が痛がっているのにペニスバンドを使って挿入を「演出」したりしてしまうこともありますが、そんなことをしても、相手が本当に喜んでいるとは言いきれないし、ペニスバンドをつけているトランス男性だって、気持ちよくなれるわけではありません。

結局、シス男性もトランス男性も、行き着くところは同じでしょう。セックスで大事なのは大きなペニスの挿入ではない。相手も自分も、本当に気持ちよくなって、おたがいに相手との一体感を味わえること。そのようなセックスが、シス男性にとっても、トランス男性にとっても理想のセックスなのです。

トランス男性は挿入できないからこそ、シス男性より早く、ペニスの挿入だけがセックスではないと気づくことができるのではないでしょうか。だからこそ、挿入に比重を置かないセックスで、女性が満足するセックスができるのだと思います。

トランス男性のなかには、相手の女性の膣に指を入れただけで、その女性の過去の性体験や、骨盤底筋の強弱までわかるという人がいます。女性の気持ちだけでなく、体にも敏感なのです。コンプレックスを抱えているからこそ、観察眼が鋭くなるのでしょう。そういう意味では、トランス男性のほうがシス男性より、女性に対して細やかな気遣いができる人が多いのかもしれません。

ここまでお話しすればおわかりだと思いますが、ペニスが小さいことで悩んだり不安を抱えたりしているシス男性と、ペニスがないトランス男性の悩みや不安は、重なるところがありますね。

私の知り合いのモリタジュンタロウさんというトランス男性は、これまでに経験したセックスの悩みや苦しみ、それゆえに獲得できた考え方や知識など、すべて正直に綴った『竿無し男子によるSEXの真面目な教科書――コンプレックスをひけらかす』をnoteで販売しています（径書房より近々、電子書籍で刊行予定）。ペニスをもたない男性は女性とどんなふうにセックスをしたらいいか、具体的な体位まで紹介してくれている、ほかにはないセックスの指南書です。

ペニスに自信がもてずに悩んでいるシス男性にも役に立つことがたくさん書かれているので、ぜひ読んでいただきたいと思います。

ペニスが小さくても、たとえなくても、セックスを楽しむことはできるし、おたがいに深くつながって、愛情を確かめ合うことも十分に可能です。トランス男性がしているセックスは、私たちに、ペニスを挿入するだけがセックスではない、セックスは、もっと多様性に富んだ、豊かなものだということを教えてくれているのです。

最後に、エビデンスはないのですが、小柄なシス女性のほうが、膣口から子宮口（ポルチオ）までの距離が短いといわれています。膣口から子宮口までの距離が短ければ、ペニスが小さくても、指でも、ポルチオを刺激することが可能です。中イキさせることもできるということです。男性も女性も、体のサイズは一人ひとり違っています。自分に合ったサイズの人と巡り合えたらいいですね。

ペニスが小さくても、なくても、おたがいに思いやることができれば、本当に気持ちよくなるセックスはできる。そのことを、おわかりいただけたら幸いです。

以上が、トランスジェンダーのヘルスケア・セクシュアルヘルスケアの専門医、池袋真先生からうかがったお話です。セックスとは何か、改めて深く考える機会を与えていただきました。

さて、ここまで、セックスで身も心も満たされるためには、ペニスの大小よりもっと大切なことがあるというお話をしてきましたが、それでも、どうしても大きなペニスが欲しいという方もいるでしょう。そのような方のために、ここからは、現在、行われているペニスを増大させる方法のいくつかを紹介していきます。

切らずにペニスを大きくすることはできるのか

前述したように、巷には、ペニスのサイズアップを謳《うた》った商品やサービスが溢れています。ペニスを長くしたい、太くしたいという願望は、モテたい、自信をもちたいと思う気持ちの表れでしょう。多くの人たちの願望と同じ。それを否定することはできません。

けれども、ペニスのサイズアップは本当に可能なのでしょうか。

それについて、イタリアとイギリスの大学病院で行われ、２０２０年に発表された、研究レポート[16]があります。過去に発表されたペニスを大きくする方法について研究された論文17本を検証し、結論を導き出したレポートです。

けれども残念なことに、この研究レポートで調べられた17本の論文のなかには、科学的に質が高いとは言えない研究も含まれているため、医学的な信憑性には疑いも残ります。それでも一応、その研究レポートの結果を紹介しておきましょう。

■「エクステンダー」という、ペニスを引き伸ばす装置を、数か月装着すると効果があり、２㎝弱程

度ペニスが長くなる。合併症のリスクが低く、比較的安全性が高い。

■ペニスへの注入剤や、切る治療はリスクが高い。

■真空装置を使ったペニス増大は、効果なし。

■自分のペニスは正常だというカウンセリングを受けることで、ほとんどの男性が増大治療は必要ないと思うようになった。

この研究レポートで、最も注目すべき点は、「ほとんどの男性が、自分のペニスは異常ではないと理解することで治療を思いとどまった」ということです。

やはり、自分のペニスは小さいと、一人で勝手に思い込んでいる人が少なくないということでしょう。ペニスのサイズの客観的で正確なデータが必要なことを裏づける結果とも言えます。

最近は、真空装置やレーザー治療なども関心を集め、見直されたりしているので、この研究レポートの結論が絶対とは言いきれないのですが、現在、日本で、切らずにペニスのサイズアップができるとされている方法について、研究レポートを参考にしつつ解説していきます。

まずは、研究レポートで、唯一ペニスを長くできたとされているエクステンダー装置についてです。

エクステンダー装置とは、1日4〜9時間、ペニスに装着してペニスを引っ張り続けるものです。

長期にわたるので簡単ではありませんが、研究レポートでは、通常時のペニスで、太さは変わらないものの２cm弱長くなったと結論されています。

勃起時の長さについては、長くなったという論文と、変わらなかったという論文が１本ずつあって、効果は、はっきりしていません。

それでも、エクステンダーを使用した患者さんの満足度は比較的高く、８割の男性が何かしらの改善を認めていました。直接的な関連までは解明されていませんが、装着後、勃起不全（ＥＤ）だった人の半数が改善したそうです。

それにしても、１日何時間も装着して伸ばし続けるとなれば、気になるのは痛みです。そのことに触れている論文もあります。

治療途中で、一時的なしびれ、ぶつけたときのような痛みなど、不快な症状があったと回答している人が11・１％いて、その人たちはエクステンダーを使うのをやめたそうですが、約９割の人は継続したわけです。

よって、この研究レポートでは、なにがなんでもペニスを大きくしたいと思っている男性にとっては、副作用が低く、比較的安全な方法であると結論づけられています。

それでも、エクステンダー装置は医学的に標準化された方法とは言えないので、本書では積極的にはお勧めいたしません。

切らずにペニスを大きくする方法は、ほかにも増大サプリメント、ペニスへの注入剤注入、真空装置などが知られていますが、それぞれ、どの程度、効果があるのでしょうか。

まずは増大サプリですが、残念ながら、ほとんど効果は期待できません。前述した研究レポートには、増大サプリの記載すらないのです。勃起不全（ＥＤ）改善や精子の数を増やすサプリのなかには、効果のあるものもありますが、ペニス増大目的のサプリは、いまのところ医学的には効果がまったく認められていないと言っていいでしょう。

ペニスへの注入剤注入とは、文字通り、ペニスの皮膚の下に、ヒアルロン酸やポリ乳酸製剤（乳酸菌の一種）などを注入して、ペニスを大きくする方法です。この方法を試した64人の男性を対象にした調査では、ペニスの中央部はプラス１・７㎝、根元はプラス３・８㎝、太くなったとされています。注入剤を入れた分は太くなりますが、長くはなっていません。患者さんの満足度は５段階評価で、平均値が３・34でした。良くも悪くもなかったということですね。

治療後、26％の患者に、注入部が硬くなったり炎症や赤みが見られたりしました。勃起のときの痛み、ペニスの彎曲《わんきょく》などもありましたが、どれも軽度でした。また、ほとんどの患者さんで触覚低下がありましたが、これは術後６か月で改善。よって、先の研究レポートでは、副作用は全体的に軽度だと結論されています。

しかし、過去のほかの研究のなかには、悲惨な結果になっているものもあります。特に自己注射（自分でペニスに異物を入れる）などは、合併症を引き起こすリスクがあるので絶対にやめてください。

それから、ペニスに注入剤を注入しても、長期にわたって太さが維持できるわけではないことも

【図16】 真空装置

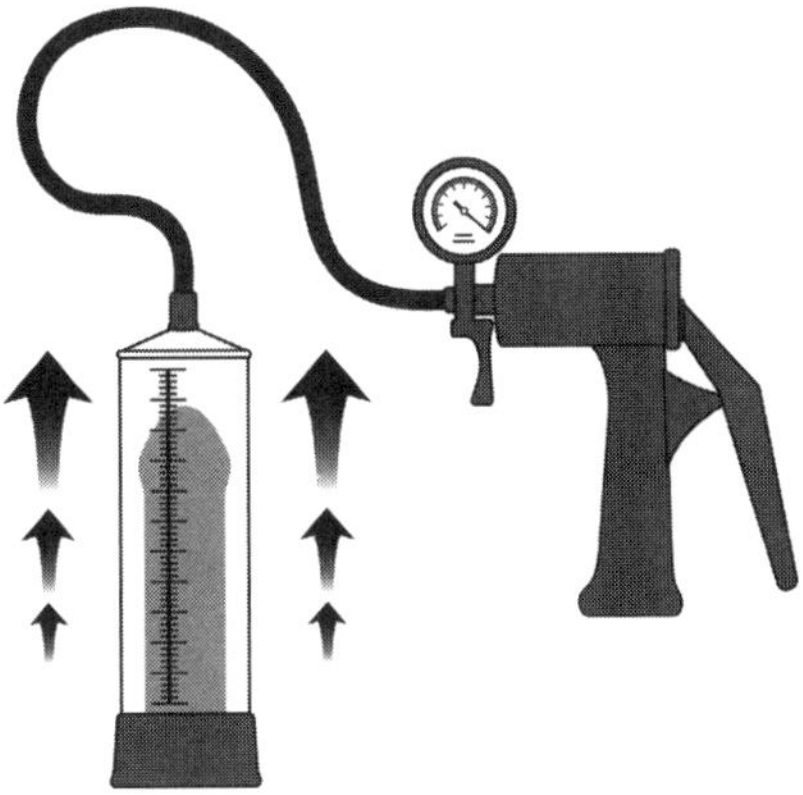

理解しておく必要があるでしょう。時期がきたら、ふたたび注入剤を注入しなければ太さを維持することはできません。

ペニスへの注入剤は太くはできますが、リスクが高く、満足度も低いため、本書では推奨いたしかねます。

次は真空装置【図16】についてです。これはペニスにカプセル装置をつけ、真空状態にして引き伸ばす方法です。先の研究レポートによると、27人の男性を調査した結果、ペニスは大きくなっておらず、真空装置でペニスが大きくなることはないと結論されています。それでも、患者の30％が治療に満足と答えていて、心理的な満足感があるのかもしれないと報告されています。

ほかにも、牛の乳を搾るときのような「ジェルキング」や「ミルキング」などで、引っ張っていればペニスが大きくなるかのようにいわれてもいますが、これらも医学的な根拠はありません。

「どれも効果は期待できないのか」と思ってがっかりする方がいるかもしれませんが、朗報があります。

2020年に日本で医療器具として認可された「陰圧式勃起補助具」です。これは、ペニスを吸引することによってペニスの海綿体に血液を集め、その血液をリングで溜めておくことで勃起状態を作り出すという装置で、バイアグラなどのPDE-5阻害薬で効果が充分でない場合に使用されています。この装置は医療器具なので、試してみたい方は、医療機関で相談してください。

さらに、もうひとつ朗報があります。エビデンスはないそうですが、本書の監修をしてくれた関口由紀医師によると、AV男優、女性風俗のセラピストなどで、ペニスが大きいと自他ともに認めている人のなかには、仕事を始める前よりペニスが大きくなったと話してくれる人が少なくないそうです。使わないと血流が低下して臓器は萎縮しますが、よく使うと血流がアップして臓器が大きくなることは、医学的に矛盾はないとのこと。

つまり、小さめのペニスでも、セックスが好きで頻回にセックスやマスターベーションをしていると、ペニスが大きくなる可能性があるということです。がんばってください。

最終手段!?　ペニスはメスを入れれば大きくできる?

ここからは、ペニスを長く、太くするための「メスを使う手術」について解説していきましょう。

イタリアとイギリスの大学病院が、1995年から2015年の20年間に発表されたメスを使ったペニス増大手術についての研究論文（11本）を解析し、合計596人の男性を調査しています。[17]

手術方法は、ほぼ3通りです。

❶ペニスの根元の靭帯を切開して長さを伸ばす方法。

❷自分の陰嚢の皮膚や自分以外の皮膚（豚の皮膚）などを移植して太くする方法。

❸亀頭と陰茎を分離して隙間を作り、その隙間に自分の肋骨から取った軟骨を移植して長さを伸ばす方法。

手術を受けた患者さんたちは、どうなったでしょう。

■長くする手術

通常時の長さ：プラス1・7㎝～3・5㎝

勃起時の長さ：プラス0・65㎝～3・1㎝

■太くする手術
通常時の太さ：プラス1・5㎝～3・35㎝
勃起時の太さ：プラス1・2㎝～2・7㎝

ほとんどの場合、長さや太さは、わずかであれ増加しています。

それでもリスクは高く、浮腫、傷痕が残る、硬くなる、壊死、創部離開（縫合した箇所がはがれてくる）や感染などがあり、再手術が必要になったケースだけでなく、驚いたことに、手術後にペニスが小さくなってしまった例もありました。これでは元の木阿弥。泣きっ面に蜂……。


結論として、正常なペニスサイズの男性に対して、メスを使ったペニスの増大手術をすることは非科学的であり、推奨されないと論文の著者らは結論づけています。

89ページで紹介したトランス男性たちが、陰茎形成手術を受けなくなっているという事実を考え合わせれば、陰茎増大手術は、やはりハイリスク・ローリターンと言ってしまっていいでしょう。

あなたのペニスは正常です！　自分が満足することが大事

何度もお伝えしていますが、「ペニスを大きくしたい」と考えている人のほとんどが、実は正常なサイズです。

ここでペニス増大を希望する男性に対して行われたカウンセリングについて、イタリアとイギリスの大学病院が2020年に発表した研究結果[18]をご紹介します。

1995年から2015年の間に発表された、ペニス増大を希望する患者に対するカウンセリングについての3本の論文を使って、合計489人の男性への調査を解析しています。

この調査では、カウンセリングにより、自分のペニスが正常であると理解したあとに、何%の人がペニスの増大治療を受けないことにしたかをそれぞれ調べています。その結果は次のとおりです。

■1つ目の論文では66・6%
■2つ目の論文では77・7%
■3つ目の論文では100%

カウンセリングによって、「ペニスのサイズが正常である」「大きくする治療はリスクが伴う」と正しく理解した結果、参加者全員が治療を受けなかった例もありました。カウンセリングの効果はかなり高いと言えるでしょう。

論文の著者らは、「ペニス増大を希望する患者は、治療を受ける前に、精神医学的評価とカウンセリングを受けることが必要」と結論づけています。

けれども、ペニスに関することだけでなく、性に関する悩みは、患者さんそれぞれの文化、社会的背景、生育歴によって異なることもあって、日本ではまだカウンセリング方法が確立されているとは言いきれません。

それでも、ご自分のペニスに深い悩みを抱えているなら、一度、カウンセリングを受けることをお勧めします。日本には、気軽に行ける相談窓口が少ないので、おそらく、まずは保険が適用される泌尿器科かメンズクリニックに行くことになると思いますが、そこで医師から「大丈夫、医学的には正常です」と言われたら、それだけで心理的に落ち着くかもしれません。

医学的には問題ないと言われても、安心することができないという方のなかには、美容形成外科に行く方もいるでしょう。その場合は、手術のメリット・デメリット、費用などをきちんと聞き、納得したうえで決断するようにしてください。

第4章

サイズ以外のペニスの悩み

（包茎、早漏、勃起不全など）

包茎について

包茎の男性は洗えていない？

アンケートに答えてくれた男性が、サイズの次に悩んでいたのは包茎です。そこで本章では、まず包茎についてお話ししていきます。

ですが、本題に入る前に、包茎の男性に、ぜひお話ししておきたいことがあります。ペニスの洗い方です。包茎の男性は、むけている人や、割礼をしている人より、洗い方に気をつける必要があるからです。包茎でない男性にも必要なことですが、包茎の男性は特に毎日、必ず、ペニスを洗うようにしましょう。

基本中の基本ですが、ペニスの正しい洗い方を紹介しておきます。

❶ペニスの皮をしっかり下までひっぱり、亀頭を露出させる。

❷泡立てた石鹸で亀頭を丁寧に優しく洗ってから、石鹸をキレイに洗い流す。亀頭部の裏まで洗うのがポイント！

亀頭部の裏をしっかり洗わないと、恥垢《ちこう》という白いカスが溜まり、放置すると包皮内に炎症が起きてしまうことがあります。真性包茎の場合は、陰茎がんに発展するリスクが高くなるともいわれています。

ただし、強くこすりすぎないこと。粘膜が傷つき、それが原因で炎症が起きたり、炎症がひどくなったりすることがあるからです。毎日、鍛えると称してアカスリで亀頭をゴシゴシ洗ったため、射精障害になったという男性もいるようです。あくまでも優しく、けれども洗い残しがないよう、しっかり洗ってください。

そんなことはわかっている、自分はちゃんと洗えている、と思った方のために、2005年にロンドンで行われた研究を紹介しておきます[19]。

未割礼（手術をしていない人・むけていない人）150人と、割礼または包茎手術済み（意図的にむいた人・むけている人）75人で、ペニスがきちんと洗えているかどうかを評価したものです。

むけているグループでは、ペニスがきちんと洗えていない人は、たった4％だったのに、むけていないグループでは、なんと26％もの人が洗えていなかったのです。

割礼の文化がない日本では、むけていない人が多数派です。そのせいでしょう。セックスのとき、ペニスが不潔で不快な思いをしたという女性は少なくありません。ペニスを清潔に保つことは、サイズやテクニック以前の問題。油断しないで、しっかり洗ってください。

むくべきか、むかざるべきか？

さて、ここからが包茎問題の本丸です。

最初に結論を言ってしまうと、仮性包茎の場合、ペニスの皮をむく必要はありません。むけているほうが洗いやすいことは確かですが、通常時は、かぶっているのが自然な状態。治療が必要なわけではないのです。

ところが、ペニスの美容形成が日本に導入された1980年代、包茎は3つに分類されました。仮性包茎・真性包茎・カントン包茎です。治療が必要なのは真正包茎とカントン包茎だけなのですが、並列に並べられたからでしょうか、仮性包茎が、あたかも治療すべき病気であるかのようにとらえられてしまったのです。

1980年代のそのころ、日本では、包茎手術がブームになっていました。「包茎は恥ずかしい」「包茎だとモテない」という、コンプレックスを煽るビジネス商法がはびこり、多くの男性に「仮性包茎は手術が必要」との誤解を刷り込んだのです。

すでにご存じだと思いますが、ここで改めて、包茎についておさらいしておきましょう。包茎の医学的分類は次の3つです【図17】。

■仮性包茎……勃起したときに、するすると皮がむけて亀頭が出る。医学的には問題なく病気でもない。※治療を希望する際は保険適用なし。

■真性包茎……包皮口が狭く、勃起しても皮がむけないので治療が必要。※保険適用。

■カントン包茎……包皮口が狭いため、勃起時、虚血による腫脹で自分では戻せなくなり、緊急手術となることがある。無理にむくと亀頭が戻せなくなる。包皮口からペニスを出し入れする際に痛みをともなうので治療が必要。※保険適用。

【図17】 包茎の種類

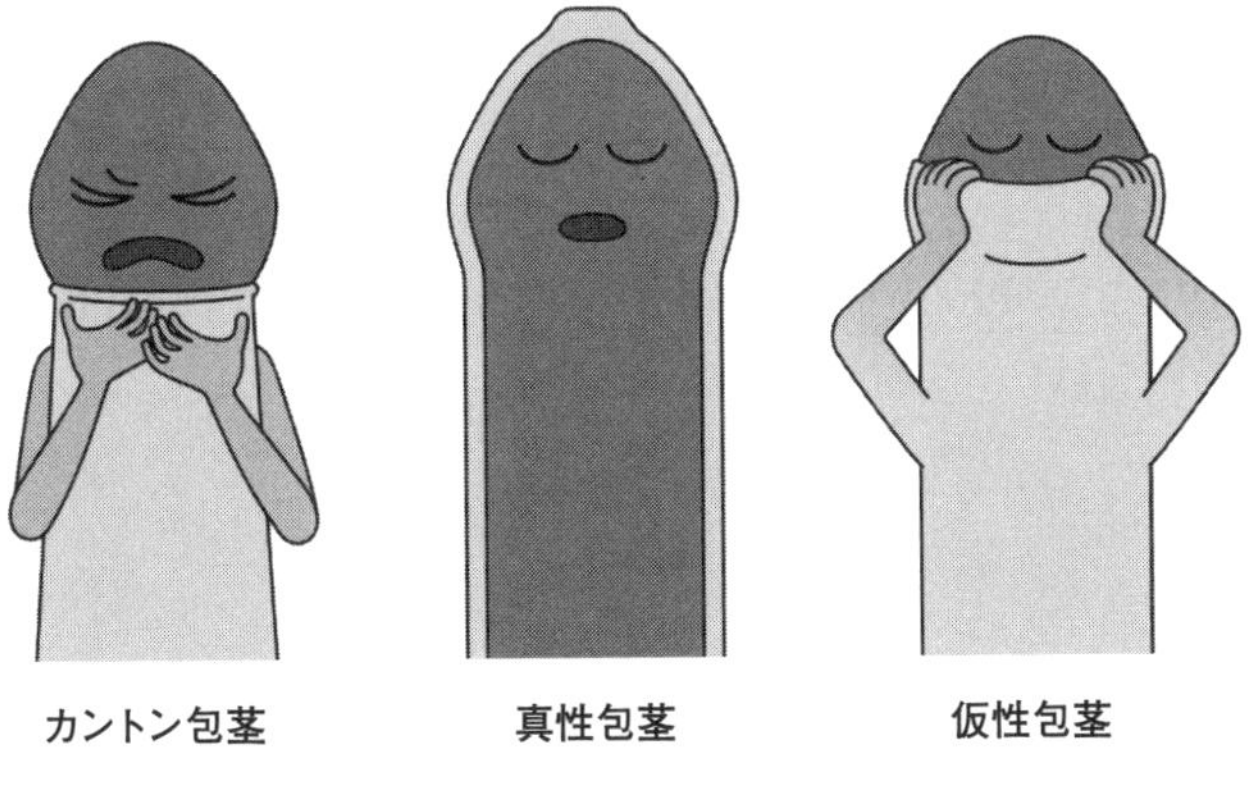

真性包茎とカントン包茎は治療が必要です。それについてはのちほどお話ししますが、仮性包茎は「放置でまったく問題なし！」です。

そもそも、哺乳類のスタンダードは仮性包茎なのです。野山を駆け回って獲物を追いかけていた人間の祖先、原人のペニスがむき出しだったら、まるで、ヘルメットを着けずに、オートバイで暴走しているようなもの。危険極まりなし、です。つまり包皮は、大切なペニスを保護してくれているありがたい存在。感謝してもいいくらいです。

さらに言えば、仮性包茎のほうが性的感度は高いともいわれています。包皮は敏感な部分なので、割礼や手術でそれを除去したりすると感度が落ちるからです。色味も、仮性包茎だと普段からこすれる頻度が低いため、亀頭は多くの場合きれいなピンク色をしていますが、キレイにむけている人は徐々に茶色くなっていきます。

56ページで紹介したアンケート結果を見ると、包茎で悩んでいる男性は少なくありませんが、仮性包茎はノーマル。恥ずかしいことではないのです。

英語では、手術していないペニスのことを「ナチュラルペニス」と呼ぶことを多くの泌尿器科の医師たちが言及しています。仮性包茎＝普通（自然）のペニスなのです。この言葉が定着していくと、無駄に悩んだり、不要な包茎手術を受けたり、ペニスの美容形成手術で被害にあう人を減らすことにもつながるでしょう。

仮性包茎という分類があるのは日本だけ

そもそも海外には、仮性包茎という概念はありません。海外の論文は、割礼（circumcision）しているか、割礼していない（uncircumcision）かで分けられているだけ。割礼済みの人のなかには、もともと完全にむけている人も含まれます。

日本人男性は仮性包茎の人が大多数です。これは男児に割礼を施す習慣がないからですが、2007年にWHO（世界保健機関）が出したデータ[20]によると、世界の男性のおよそ6割はかぶったまま。日本だけでなく世界でも仮性包茎が多数派なのです。

それでも日本では、最近、包茎手術が増える傾向にあります。衛生面に配慮して手術を選択している男性もいるのでしょうが、ペニスに自信がもてずにいる男性の多いことが影響しているのかもしれません。

泌尿器科のお医者さんは、ときどき「子どもの亀頭の成長に影響が出ることはありますか？」と聞かれるそうですが、その心配も一切無用です。仮性包茎によってペニスに悪影響が出ることはありません。

すでにお話ししたように、真性包茎とカントン包茎は、多くの場合、手術が必要になります。けれども、軽症の真性包茎なら、ステロイドの塗り薬だけで改善するケースもあります。ステロイドには、皮膚を薄くする作用もあるので、真性包茎から仮性包茎への改善が期待できるのです。重症の場合は、やはり手術が必要になるでしょう。

見た目を気にしなければ一般病院の泌尿器科で手術が受けられますし、保険が適用されるので、費用は数万円で済みます。

ペニスの美容形成について

さて、ここからは、ペニスの美容形成について、お話ししていきましょう。「せっかく手術をするなら、より自然な仕上がりにしたい」と、自費診療クリニック（保険適用外）で美容形成を受ける人が少なくないからです。

日本で包茎手術を受ける人はいったいどのような理由で手術を受けているのでしょうか。

20～30代ですと、「マスターベーションでは問題なかったのに彼女ができて、いざというとき、むけなくて射精に失敗した」「臭いがキツイと言われた」など、セックスをしたときに問題のあることがわかって手術を決断する人が多いそうです。

40～50歳以上になると、異性の目線ではなく、同性の目線を気にする人が増えるといいます。なかには、温泉などで「見栄むき」をしている人もいるそうです。見栄むきとは、仮性包茎の皮を自分でむいて、あたかも「ズルむけ」であるかのように装うこと。男性は、ペニスの見た目に、

【表3】　包茎の種類とまとめ

	包茎でない	仮性包茎	真性包茎	カントン包茎
	・割礼済み ・自然にむけた	・非割礼 ・ナチュラルペニス	・亀頭が出ない	・亀頭が出せても包皮口が狭いため締めつけられて痛い ・包皮が戻らない場合は緊急手術
世界での割合	3～4割	6～7割	不明	不明
医学的見地	正常	正常	病気	病気
治療	不要	不要	必要	必要
保険適用の有無	－	×	○	○
治療方法	－	美容形成になる 数万円～100万円以上	塗り薬(ステロイド) 包皮カット	包皮カット

そこまでこだわっているということです。

人から見れば「なんで、そんなことを気にするの？」と思うことでも、本人にとっては深刻なコンプレックスになっていることは何も包茎に限ったことではありません。「美容形成で一重瞼を二重にしたら、長年の悩みから解放された」「歯並びを矯正したので、人前で堂々と笑えるようになった」というような話は珍しくないのです。

手術を決意する動機はいろいろでしょうが、包茎手術によって自信を取り戻せたり、恋愛に積極的になれたりするなら、美容形成と同じように、包茎手術を受けることも選択肢に入れていいでしょう。コンプレックスを抱えて苦しんでいるより、はるかに人生が楽しくなるからです。

ここまでのことを整理して【表3】にまとめました。

「独立行政法人国民生活センター」が、２０１６年に包茎手術を受ける人へのアドバイスを公表していますので、それも紹介しておきましょう。[21]

消費者へのアドバイス５つ

❶説明を理解して、納得できるまで契約しないこと。特に、即日施術・契約は厳禁です。時間をおいて本当にその施術を受けるか、施術内容が自分の求めるものかを冷静に判断し、特に、即日施術の必要性が医学上認められない場合には、即日施術は避けましょう。なお、仮性包茎は「ナチュラルペニス」であり、正常です。

❷施術の内容を理解し、不要な施術は断りましょう。

❸効果だけでなく、リスクについてもしっかり説明を受けましょう。

❹ホームページや広告の情報を鵜呑みにせず、情報を集めましょう。

❺トラブルにあった場合は、消費生活センターへ。一人で悩まず、早めに相談しましょう。

国民生活センターのアドバイスを補足する意味で、手術を受ける前に確認してほしいことを、もう少し挙げておきます。

受診を検討している医療機関のＨＰで概要情報を調べるだけでなく、その医療機関の評判も、ネットで検索するなどして確かめておきましょう。病院を決めたら、手術を決断する前に、その病院でカウンセリングを受け、費用・手術内容・合併症についてきちんと説明してもらってください。聞いた話ですが、手術台にのせられた状態でオプションを提案され、はっきり断らなかったせいか、術後に３００万円を超える額を請求された人がいたそうです。そういう悪徳クリニックもゼロとはいえないので、きちんと確認しておきましょう。

仮性包茎で手術を受けるのは、通常時でもむけている状態になることを希望しているからでしょうが、その場合は、包皮を切るという方法だけでなく、ヒアルロン酸などを注入して亀頭を大きくして包皮をひっかけるという方法もあります。けれども、ヒアルロン酸は自然吸収されるので、一定期間しか効果は持続しません。

なかには、永続的に残るほかの素材を使用することを提案する医療機関があるかもしれませんが、よりハイリスクになり、副作用で血管閉塞による壊死が起こる可能性もあります。ほかにも皮膚が腐り、亀頭が欠けてしまうようなことも起きかねません。これらのリスクは、手術を決断する前に知っておくべきことでしょう。

包茎手術のリスクについては、ＷＨＯが発表しているデータがあるので、紹介しておきます[22]。ＷＨＯによると、合併症は３・84％程度。しかも、これらの合併症は簡単に治療できる範囲。つまり、ごく軽症とされています。青年期、成人期の割礼（＝包茎手術）は、出血したり、血の塊ができたり、細菌に感染するなどの合併症を起こす可能性がないわけではありませんが、経験豊富な医師が行えば、長期の後遺症が残ることはほとんどありません。

けれども、手術経験の少ないドクターや不衛生な環境での手術はリスクが高くなります。手術の経験がある医師であれば**合併症は２・54％以下**。しかし、**未熟な医師だと合併症になる確率は４・56％**。これには有意差があります。

包茎手術を希望するなら、手術をしてくれるドクターがどんな人なのかしっかり見極めることが大切です。50例以上の手術経験があれば、まずはひと安心。そのうえで、直接会って、信頼できる医師かどうかを判断しましょう。

もうひとつ、手術を受ける前に確認しておいてほしいことがあります。それは、「自分がどんなペニスを望んでいるか」を、はっきりさせておくことです。希望が漠然としているなら、カウンセラーと相談してもいいでしょう。

たとえば「竿の太さを調節したい」「亀頭を大きくしたい」といったニーズには、ヒアルロン酸、脂肪、シリコンなどを注入する方法も検討できます。リスク・費用・施術後に必要なメンテナンスなどを確認し、自分が望むペニスを実現するためにはどの方法が最も適しているか、リスクも含め、きちんと理解をしたうえで手術に臨んでください。

日本人男性の約80％は仮性包茎です。手術を選択する前に、ペニスに自信がもてないのは本当に包茎が原因なのか、よくよく考えてください。それは、「手術を受けたのにやっぱり自信がもてない」という残念な結果にならないために必要なことです。

早漏について

早漏の定義とは

第2章で紹介したアンケートで、包茎の次に多かった悩みは早漏。約33％の男性が悩んでいました。

そもそも、早漏とはどのような状態を指すのでしょうか。2007年に「国際性機能学会（ISSM）」が、挿入から射精までの時間・射精コントロール・性的満足度・個人的／対人的苦痛などを踏まえて検討を開始。その結果、2008年に「米国泌尿器科学会（AUA）」で早漏は次のように定義されました。[23]

早漏の定義

❶射精がいつも挿入前、あるいは挿入して1分以内に起きる（もともと1分以内のものを「終生型早漏」、以前は我慢できていたが、次第に射精が早くなり、3分以内になった場合は「後天性早漏」と呼ぶ）。

❷ほぼ毎回、射精を遅らせようとしてもコントロールできない。

❸射精に至るまでの時間が短いと悩んでいる（セックスが苦痛で、セックス回避や欲求不満などが起きている。セックスに対して消極的になっている）。

この3つの条件を満たした場合、エビデンスに基づいた「早漏」になります。

後天性早漏は、終生型早漏の男性に比べると射精までの時間がやや長いことが特徴で、高齢者だったり、勃起不全やほかの疾患があったり、動脈硬化や肥満などの危険因子をもっていたりする人が多くなります。

終生型早漏で注意してほしいのは、「挿入してから1分以内」という定義が、決して絶対的なものではないということです。実際、早漏治療を希望する男性の約10%が1~2分は我慢できています。要は1分以内でも1分以上でも、本人が悩んでいて、治療を希望すれば早漏と診断される可能性があるということです。反対に、本人が悩んでいなければ早漏とは診断されません。

つまり、この早漏の定義は、射精までの時間の短さを本人が気にしているかどうかがポイントなのです。なぜならば、「膣内で射精できれば妊娠はできる」「膣内で射精できれば病気ではない」との考えがあるからです。生殖という観点からみれば、早漏であろうと遅漏であろうと、膣内で射精ができて、精液の中に正常な精子が存在していれば問題ないからです。

それでも、多くの男性が早漏を気にしているのは、セックスの目的が生殖だけではないからでしょう。

早漏の定義はともかく、早漏の原因はなんでしょう。不安や緊張といった心の問題、ペニスの感覚過敏、あるいは脳内のセロトニンの機能異常などが考えられていますが、実は、医学的にはまだよくわかっていません。

最近の研究では、脳の構造も関連しているのではないかといわれています。早漏の男性は、脳の中心付近、視床の両側にある尾状核《びじょうかく》と呼ばれる部位の面積と体積が、正常な男性に比べて大きいのです。特に体積は、大きければ大きいほど、早漏の重症度と高い相関がみられました。ただし、脳の構造が早漏の原因なのか、早漏だから結果として脳が変化したのかはわかっていません。原因を特定するには、さらなる研究が必要でしょう。

何分、我慢できれば早漏ではない？

続いて「挿入時間の平均は何分なのか」「みんな、どの程度射精を我慢できるのか」という疑問にお答えしていきましょう。

医学誌『The Journal of Sexual Medicine』で2009年に、オランダの研究者らが行った調査論文「一般男性における膣内射精時間の分布に関する5か国調査」が発表されました。[24] その論文を紹介しましょう。

調査は、オランダ、スペイン、イギリス、トルコ、アメリカの5か国で行われ、調査対象とされたのは、半年以上安定した異性関係があって、かつ定期的に性行為をしている男女合計4774カップル（男性の平均年齢38・5歳）でした。

タイマーで、挿入後から射精までの時間を1か月間にわたって計ってもらい、アンケートも行っています。

その結果、挿入後から射精までの時間の中央値は6・0分。この5か国での一般男性の挿入時間は5～6分程度であることがわかりました。コンドームの使用や、完全にむけたペニスという要因で、時間に変化はありませんでした。国別では、トルコの男性が最短で4・4分、イギリスの男性が最長で10・0分でした。

2005年にも同じ研究者らが同様の調査を実施していて、その結果も、挿入してから射精までの時間は約6分と、2009年の論文とほぼ同じなので、この6分という数字は信頼性が高いと言えるでしょう[25]。

2009年の調査によると、射精までの時間が、2分以下は6・1％。1分以下は2・95％でした。このことから、国際性機能学会の早漏の定義、「1分以内」は妥当であると考えられます。

2009年の調査で行われたアンケートの結果も見てみましょう。「射精までの時間に満足しているか」の問いに対し、自分の希望より射精が早く、不満に思っている男性は38％。約1分早いだけでも、男性が自分の射精時間に不満をもっていることがわかりました。

続いて、「早漏治療薬を積極的に使いたいか」を聞いています。男性の23％が早漏治療薬を使用したいと回答。治療薬を使いたいと答えた男性は、中央値よりも1・1分（66秒）射精が早いことがわかりました。

現在、早漏治療薬に使用されているのは、ＥＤ薬と、うつ病の治療に使われる抗うつ薬です。後者はＳＳＲＩ（Selective Serotonin Reuptake Inhibitor）と呼ばれていて、脳に作用してセロトニン（幸せホルモン）の分泌を促します。これにより、射精を促す交感神経を鎮め、射精を遅らせる効果が期待できます。日本でも、早漏治療薬として使えるＥＤ治療薬とうつ病治療薬の両方を「不妊治療薬」として届け出ているクリニックでは、保険適用で処方できるようになりました。射精と交感神経の関係は１３８ページで紹介します。

加えてこの調査では、本人にはわからないように射精時間を測定し、自己評価の時間と比較しています。その差は、プラス１・９分。男性の31％が、約2分も長めに「自分は射精を我慢できている」と思っていることがわかったのです。

では女性は、挿入から射精までの時間を、どのように思っているのでしょうか。２００７年に、女性の意識を探った注目の論文が発表されました[26]。

東邦大学医学部泌尿器科学講座が、Ｗｅｂアンケートで、５、６６５人の女性に性行為の時間の「現状」と「希望」を聞いたものです。

以下がその結果です。

■挿入時間の現状と希望の中央値は10分。

挿入から射精までの時間は、現状と希望する時間に差はありませんでした。5、665人の女性のお相手の男性が、実際に挿入してから10分射精を我慢できているのかはともかく、女性は現状に不満をもっていないということです。

ところが、現状と希望に大きな差が出たものがあります。それは、前戯と後戯の時間でした。

■前戯の時間：現状は中央値15分。希望は中央値20分。
■後戯の時間：現状は中央値5分。希望は中央値10分。

こちらは、現状と希望で5分の差が出たのです。女性は、挿入時間には不満を感じていないものの、はじまりと終わりの愛撫やスキンシップの時間には不満を感じているということです。

男性は、挿入から射精までの時間を少しでも長くしたいと考えているようですが、それよりも前戯と後戯に時間をかけたほうが、女性を満足させられる確率は高いということでしょう。

早漏より嫌われる男性の独りよがり

引き続き早漏問題です。早く射精してしまうと「女性から嫌われてしまう」「パートナーが満足していないかも」と心配や不安になるという声をよく聞きます。

好きな相手であれば、早漏が原因で、女性が男性を嫌いになることはないと思いますが、実際はどうなのでしょうか。

早漏が、カップルの親密さや、女性のセックスの満足度にどういう影響を与えているかを調べた論文があります。

2014年に発表された論文[27]で、スイスのチューリッヒ大学心理学研究所とドイツ、ハンブルクの泌尿器科研究所による調査研究です。調査対象は20〜50歳までの1、463人（平均年齢34・3歳）の女性で、少なくとも半年以上は異性と性的な関係をもっている人（平均交際期間7年）に、男性の早漏の影響を聞いています。国の内訳は、イタリア人502人、韓国人508人、メキシコ人453人です。

女性が早漏の男性に対して、性的苦痛を感じる点のベスト3は、以下のとおりでした。

■女性が何を求めているかに男性が関心をもっていないこと　47・6％
■挿入から射精までの時間が短いこと　39・9％
■射精コントロールができないこと　24・1％

この結果から、女性は、挿入から射精までの時間より、男性の独りよがりなセックスに苦痛を感じていることがわかります。

この調査では、「あなたにとって良いセックスとはどんなセックスですか？」という質問もしているのですが、女性の69・2％が「多様性と創造性」と答えています。多様性とは、それぞれの個性を認め重んじること。創造性とは、先入観にとらわれない豊かな発想力があること。つまり、相手の女性が望んでいることに関心をもち、自分勝手な思い込みに基づいたセックスはしないでほしいということでしょう。

この調査では、2番目と3番目に、射精までの時間と、射精をコントロールできないことが挙げられていて、60％以上の女性が、男性の射精のタイミングによって苦痛を与えられていることがわかります。

ですが、この調査では、女性の理想的な挿入時間の平均が23・2分となっているのです。セックスで何を優先するかは人によって違うので、一概に「長すぎる」とは言えませんが、121ページで紹介した東邦大学医学部泌尿器科学講座による調査で出ている、日本人女性の希望時間10分とは、かなりの開きがあります。

ちなみに、このスイスとドイツの調査研究では、男性の射精に関する問題が原因で過去に破局したことがある、と答えた女性は22・8％という結果でした。

それを受けて、この研究では、女性はパートナーの早漏を受け入れる可能性があり、早漏が必ずしも不満や破局につながるわけではない。重要なのは、男性が射精のタイミングに気をとられ、女

【グラフ6】　実際の挿入時間と、女性が理想とする挿入時間

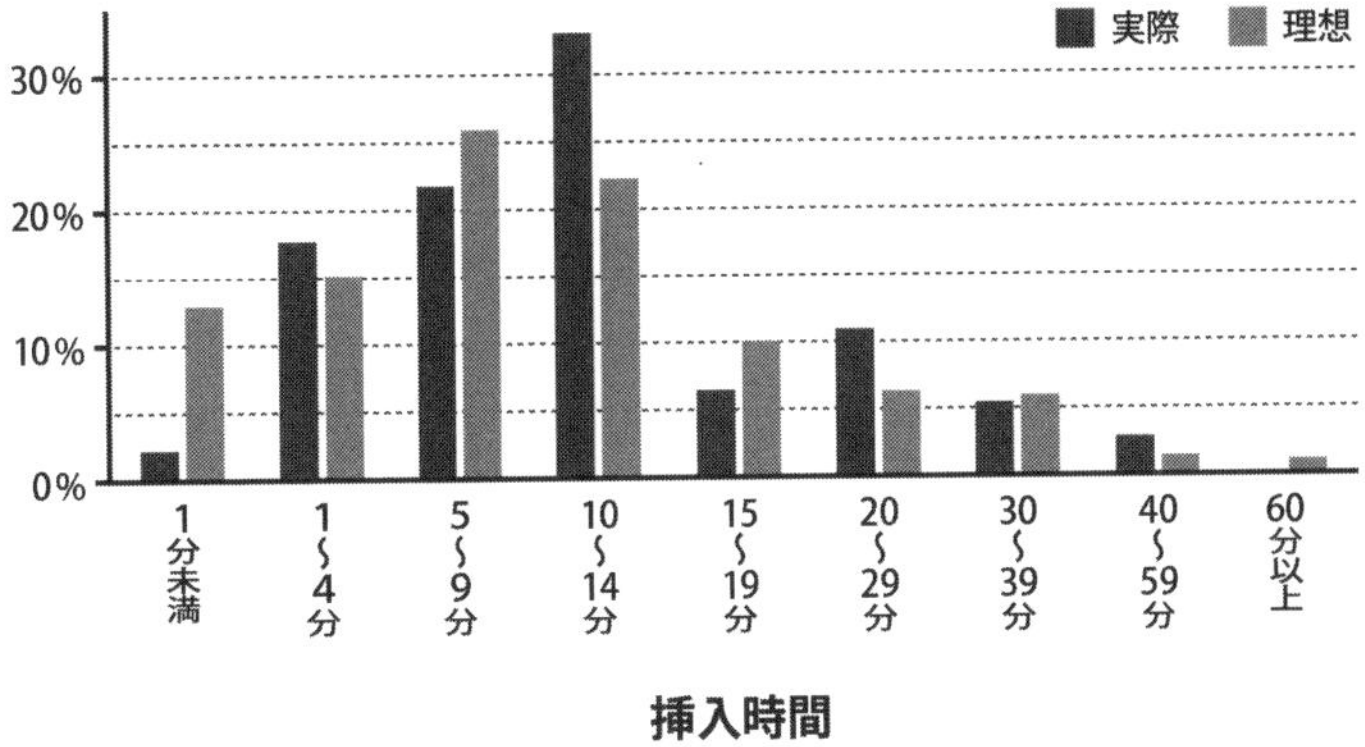

出典：株式会社 TENGAヘルスケア
「セックスの理想の挿入時間は何分か？挿入時間から早漏／遅漏を考える」
https://tengahealthcare.com/column/post-1042/

性のニーズを無視した独りよがりのセックスをしていることで、それが破局につながる強い要因になっていると結論づけています。

もうひとつ紹介したい興味深いデータがあります。TENGAヘルスケアが2017年に女性449名を対象にしたセックスでの「実際の挿入時間」と、「理想とする挿入時間」を調査したものです【グラフ6】。

結果は次の通り。

■実際の挿入時間　平均11・2分
■理想の挿入時間　平均9・7分

前出121ページの、東邦大学医学部泌尿器科学講座の調査では、現状と希望の挿入時間の中央値は10分。TENGAヘルスケアの調査でも、実

際の挿入時間の平均が11・2分、理想が9・7分ですから大差はありません。けれども、120ページでご紹介した海外の調査(28)では、挿入から射精までの時間の中央値が6・0分です。比較すると、日本人男性のほうが5・2分も長いことになります。

次は同じくTENGAヘルスケアが、女性が理想とする挿入時間について聞いた結果です。

■1位：10分　（20・9％）
■2位：5分　（18・9％）
■3位：1分未満　（12・9％）
■4位：15分　（9・6％）
■5位：3分　（7・1％）

このデータでは、46・8％の女性が「5分以下」、74・6％の女性が「10分以下」と答えています。日本人女性のなかには、セックスを「お勧め」と考えている女性が少なからずいて、そういう女性は「早く終わらせて」と思っているのかもしれません。ただし、30分以上を希望する女性もいたので、相手の希望を聞くことが大切でしょう。

ここまで紹介した調査や論文からもわかるように、セックスに求めるものは、個人差が大きいのです。同じ挿入時間でも、Aという女性は短すぎると感じて不満をもっていて、Bという女性は長すぎると感じて苦痛に思っている。そういうことがあり得るわけです。

私たちが行ったアンケートで、日本人男性は、ペニスのサイズや見た目（包茎）、挿入時間などに不安を抱え、パートナーを満足させているという自信をもてずにいる人が少なくないことがわかりましたが、セックスの後、女性に感想を聞かないのでしょうか。否定的なことを言われるに違いないと思って聞けずにいるのか、女性が本当のことを言うはずがないと思っているのか……。いえ、そうではないでしょう。私たち日本人は、男性も女性も、セックスについて話すことが苦手なのです。江戸時代の春画を見ると、かつてはもっと屈託なく話していたようですが、いまでは、仲間うちで猥談はしても、パートナーとはもちろん、仲間うちでも、真面目にセックスについて話し合うことはないという人が多いようです。

気持ちはわかりますが、パートナーの気持ちに寄り添うためには、思いきっておたがいの希望を伝え合うのが一番の近道。とはいえ、日本人女性は、セックスのとき相手の男性にダメ出しをしたり、自分の希望を口にしたりすることが極端に苦手。気持ちがよくなくても、そうとは言えず我慢したり、オーガズムに至れなくてもイッたふりをしてごまかしたりする女性が珍しくありません。ですから、「痛い？」とか「イヤかな？」とか「この体位はキライ？」「イケないの？」とか、否定的なことが言いやすくなるような聞き方をしてあげましょう。そのように聞かれたら、女性は頷く（肯定する）だけでいいからです。「気持ちいい？」と聞かれたら「気持ちよくない」とは言えないし、「イッたの？」と聞かれたら「イッていない」とは言えません。どちらも否定的なことを言うことになるからです。

女性が、イッたふりをしたり、たいして感じてもいないのに喘《あえ》ぎ声を出したりするのは、男性を傷つけまいとする配慮でもあります。男性が、「自分は男として大丈夫だ」と思えるようにしてあげているわけです。男性もお返しに、女性の自尊心がアップするようなこと、たとえば「かわいいね」とか「すごく気持ちがいいよ」などと言ってあげましょう。

おたがいに褒め合うことが大切です。日本人は家庭でも学校でも職場でも、否定的なことを言われることが多いので、ちょっとでも否定的なことを言われると身構えてしまいます。ですが、たくさん褒めてもらった後に、「だけど、ここはもう少しこうしてほしい」などと言われれば、素直に聞くことができます。

そうやって少しずつ、おたがいの緊張や身構えを解くことで、親密度を深めていくのです。「この人には、セックスのことでも素直に話せる」となれば、その関係はかけがえのないものになります。セックスには、そういう楽しみがあることも忘れないでください。

男性の悩みは、女性の悩みとすれ違っている

ここで、日本人男女の、セックスに関する悩みやコンプレックスについて行われた大規模調査

『ジャパン・セックスサーベイ２０２０』[29]を紹介しておきましょう。これは、「性に関する正しい情報を届ける」ことを目的として行われた調査で、「一般社団法人日本家族計画協会家族計画研究センター」が２０２０年に実施したものです。日本全国の満20〜69歳の男女から５、０２９の有効回答を得て、分析を行っています。

「セックスに関して悩みごと（コンプレックスなど）はありますか」（複数回答可）という問いで、女性は中高年になると「特にない」と答えている人が多くなって男女差が開きますが、これは、中高年になるとセックスから撤退する女性が増えるからかもしれません。

けれども20代から40代で、男女での違いがはっきり出ている問いがあります【グラフ7】。

男性は「挿入時間や射精までの時間が短い」ことで悩んでいる人が30・２％もいるのに、そのことで悩んでいる女性は６・３％。

この男女の違いが逆転するのが、「快感が得られない」「オーガズム（男性は射精、女性は絶頂感）に達することができない」という悩みです。

「快感が得られない」ことで悩んでいる男性は６・４％ですが、「快感が得られない」ことで悩んでいる女性は15・０％。「オーガズムに達することができない」ことを悩んでいる男性は６・０％なのに、女性は21・５％。

男性は、挿入時間や射精までの時間が長ければ女性を満足させられるはずだと思い込み、自分は

【グラフ7】　セックスに関する悩み・コンプレックス

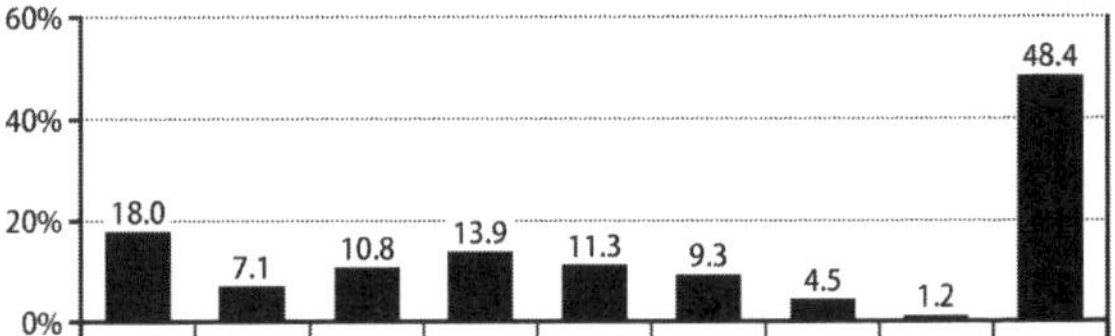

サンプル数30以上で
全体＋10pt以上
全体＋5pt以上
全体−5pt以上
全体−10pt以上

			サンプル数	挿入時間や射精までの時間が短い	挿入時間や射精までの時間が長い	快感が得られない	オーガズム（男性は射精、女性は絶頂感）に達することができない	自分の性器の大きさや形・色などが気になる	勃起しづらい・できない	濡れにくい・濡れない	その他	特にない
全体			4,410	18.0	7.1	10.8	13.9	11.3	9.3	4.5	1.2	48.4
性別	男性		2,163	30.2	6.7	6.4	6.0	13.5	19.0	-	1.2	42.4
性別	女性		2,247	6.3	7.6	15.0	21.5	9.1	-	8.9	1.2	54.1
性年代別	男性	20代	242	29.1	12.5	8.0	7.5	19.0	9.1	-	1.4	39.6
性年代別	男性	30代	396	30.9	11.2	12.3	5.0	14.3	8.8	-	1.2	39.4
性年代別	男性	40代	526	37.4	6.0	6.0	8.7	17.3	16.8	-	0.4	39.5
性年代別	男性	50代	456	31.5	3.5	4.7	3.3	10.6	20.8	-	1.2	44.9
性年代別	男性	60代	543	21.9	4.1	3.4	5.8	9.2	31.3	-	1.9	46.6
性年代別	女性	20代	284	8.0	7.9	17.0	35.4	16.5	-	9.8	1.8	39.7
性年代別	女性	30代	418	4.9	9.2	22.8	31.5	12.8	-	10.6	2.2	39.7
性年代別	女性	40代	536	8.2	4.6	15.8	26.8	12.3	-	7.7	0.9	51.6
性年代別	女性	50代	459	3.9	4.3	16.3	14.5	5.4	-	9.0	1.3	62.2
性年代別	女性	60代	550	6.4	11.8	6.3	7.6	2.6	-	8.1	0.3	68.4

出典：『ジャパン・セックスサーベイ２０２０』

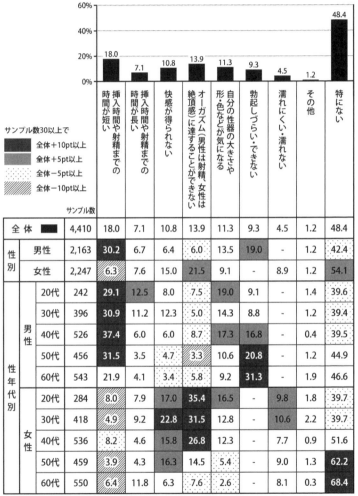

早漏気味だから、女性を満足させることはできないかもしれない、と思って悩んでいるのかもしれませんが、ほとんどの女性は、そのことで悩んでいません。女性は、挿入時間や射精までの時間が長ければオーガズムに至れるわけではないからです。

ここで、83ページで紹介した論文を、もう一度、紹介しましょう。

この論文は２０１７年にアメリカの性行動専門誌『Archives of Sexual Behavior』に掲載されたもので、ストレート、ゲイ、バイセクシュアルの男女５２、５８８名（18～65歳）にオンラインで行ったアンケート結果をまとめたものです。

前述したように、調査チームの予想通り、オーガズムに一番達しにくいのはストレートの女性でした。そこで、ほぼ毎回、オーガズムに達しているストレート・レズビアン・バイセクシュアルの女性は、どんなセックスをしているのかを調べたところ、以下の点が共通していたそうです。

■オーラルセックスの頻度が高い
■15分以上のセックスを楽しんでいる（編集部注：挿入時間ではない）
■セックスにおける自分の要望をパートナーに伝えている
■ベッドでのパートナーの動きを褒めている
■チャットや電話でセクシーなメッセージを送り合っている

■セクシーな下着を着ている
■新しい体位を試している
■アナルセックスに挑戦している
■おたがいの性的な夢（セクシャルファンタジー）を実現している
■Hな会話をして、セックスの最中に口頭で愛を表現している
■二人の関係に対する満足度が高い

性に対して奔放になれない日本人にはちょっと難しそうな項目もありますが、その場合は、オーラルセックス、手による性器への刺激、ディープキスの3つさえカバーすれば、ストレートの女性のおよそ80％にオーガズムが訪れると、この論文は結論しています。

つまり、ペニスのサイズや、挿入時間は問題ではないということです。

もっとも、これらの項目を埋めるようなセックスをするためには、パートナーとのあいだに、よほど深い信頼関係がなければ難しいでしょう。サイズや仮性包茎や挿入時間を気にするより、パートナーとの関係をしっかり築くことに心を砕くようにしましょう。

それが、男性にとっても女性にとっても、本当に気持ちのいいセックスをするための絶対条件だからです。

遅漏・膣内射精障害・勃起不全・中折れについて

ペニスのサイズ、包茎、早漏に比べれば、悩んでいる人の割合は少ないのですが、それでも、遅漏・膣内射精障害・勃起不全・中折れは、当の本人にとっては深刻な問題でしょう。ここからは、それらの悩みについてお話ししていきます。

遅漏&膣内で射精できない膣内射精障害

まず遅漏ですが、遅漏とは、ペニスを膣内に挿入してもなかなか射精できない状態を指します。遅漏が重症になると、膣内射精障害ということになります。

医学的には、射精に時間がかかりすぎることで、セックスにストレスを感じ、性行為そのものを避けてしまうような場合を、遅漏と定義しています。

早漏と同じで、具体的に何分以上と定まっているわけではなく、本人が気にしているかどうかが重要なのです。

TENGAヘルスケアが2017年に行った調査では、自分のことを遅漏気味、あるいは遅漏と考えている男性は15・2%。2回に1回しか射精に至れない膣内射精障害は20~70代の男性で5・8%でした。

関口医師によれば、中高年の遅漏は治療の必要がありません。男性が射精することにこだわらず、疲れたら休む、元気になったら再開するをくり返していると、セックスの満足度が男女ともに高まるそうです。

それでも、射精できないとセックスを楽しめないと考えている男性は多いでしょうし、女性も長すぎるセックスが負担になったり、自分に問題があるのではないかと考えてセックスが楽しめなくなったりします。妊娠を望んでいる場合は特に、真剣な悩みになります。

遅漏ならびに腟内射精障害には、おおよそ3つの原因があると考えられています。

■マスターベーションのやり方の問題
■加齢による性機能の低下
■ストレスの影響

日本では少子化が問題視され、「子どもを授かりたくても、なかなか思いどおりにいかない」というカップルが多くなっています。かつては精子そのものを測定できる技術がなかったので、不妊はすべて女性側に原因があるようにいわれていましたが、いまは不妊の原因の半分は男性側にあることがわかっています。

厚生労働省が２０１５年に男性約７、０００人を調査したデータ[30]によると、不妊男性の約80％は造精機能障害。簡単に言うと精子が少ない、運動率が低い、奇形が多いという問題です。３・９％は「閉塞性《へいそくせい》精路《せいろ》障害《しょうがい》」で、ここにはパイプカットをしている人も含まれます。

注目してほしいのは13・５％の性機能障害です。このなかには、ＥＤだけでなく腟内射精障害や重度の遅漏が含まれています。マスターベーションでは射精できるのに、女性の腟の中では射精ができないという人が急増しているのです。これは間違ったマスターベーションのやり方が原因です。

■手を使わないマスターベーションや、手による「強グリップ」。

■うつ伏せになって、床や布団にペニスを押しつけたり、こすりつけたりする「床オナ」。

このようなマスターベーションは刺激が過剰になりやすく、このやり方に慣れると、女性の腟では射精できなくなります。これがなんと、腟内射精障害の原因の５割に上っているのです。将来、子どもが欲しいと考えている人は特に、マスターベーションのやり方に気をつける必要があります。すでに強い刺激がなければ射精できなくなっているなら、グリップが弱いオナホールを使って、強い刺激がなくても射精できるように、少しずつ体を慣らしていきましょう。

なお、足をピンと伸ばして行うマスターベーション、いわゆる「足ピン」もよくないとされていますが、これはセックスのときパートナーに協力してもらって、体位を工夫すれば解決します。足をピンと伸ばしたほうがイキやすくなるので、無理に避けることはないでしょう。

ちょっと横道にそれますが、妊活で、「排卵日前までの3~5日間の禁欲」と指導を受け、セックスやマスターベーションを控えているなら、それは大きな間違いです。禁欲は、精子の質を下げる要因のひとつ。

精子は、精巣の中にある精祖細胞が細胞分裂をくり返し、74日間かけて送り出されます。射精しないでいると、精子は溜まっていくので数は増えますが、古い精子が蓄積されているだけ。機能しない古い精子の在庫が増加すれば、精子の質は落ちてしまいます。しかも、禁欲すると精子のDNA損傷率も高くなる傾向があるのです。2日に1回は射精を心がけると、精子の質を維持することができます。

中折れ、勃起不全

中折れ、勃起不全には、加齢が原因になる場合と、精神的なものが影響する場合があります。最近「妻だけED」という言葉をよく耳にしますが、これは言ってみれば心因性の勃起不全。発端になった原因はいろいろあるにせよ、ペニスは、心の動きに正直に反応してしまうのです。

ここで、勃起から射精、そして鎮静までのメカニズムを、簡単にお話ししておきましょう。

まず、男性が性的刺激を受けると、その刺激が脳から脊髄を通って伝達されるのですが、その際、テストステロン（男性ホルモン）の働きによってペニスに一酸化窒素（NO＝Nitric Oxide）が放出されます。NOはcGMP（サイクリック ジーエムピー）という血管を広げる物質を増やし、それによってペニスに送り込まれる血液量が増加するため、ペニスは勃起します。

テストステロンが減少すると、勃起不全（ED）になる可能性があるのは、NOの働きが悪くなるからだと考えられています。

反対に、射精後、あるいは興奮が冷めていくときに働くのは、ペニスへの血液の流れを抑えるPDE‐5という酵素です。この酵素が増加して、血管膨張機能をもつcGMPを分解。勃起したペニスは収縮し、鎮静していきます。

以上が、勃起・射精・鎮静にいたるペニスのメカニズム。勃起不全・中折れの場合は、このメカニズムのどこかに問題が起きているということです。

ストレスや加齢でテストステロンが低下するとNOが減り、従ってcGMPも働かず、PDE‐5が増加します。つまり勃起しなかったり、中折れしてしまったりするのです。

勃起不全は体に不調が起きているサインでもあるので、甘く考えず、まずは泌尿器科やメンズクリニックで、テストステロン値を測ってもらいましょう。不足している場合は男性更年期障害の可能性もあるので、医師と相談のうえ、テストステロンを補充する治療を受けることをお勧めします。

しかし、60歳未満の男性の場合は、テストステロン値の低下より、まずはＰＤＥ‐５の増加が考えられます。治療薬としては、ＰＤＥ‐５の働きを阻止する「ＰＤＥ‐５阻害薬」があります。これは、みなさんよくご存じのバイアグラやシアリスなどです。

バイアグラやシアリスは血管を拡張し、血流を良くするので、全身の身体機能を上げるだけでなく、心筋梗塞や脳梗塞を防ぐ効果もあるとされています。血流が良くなると酸素が全身にいきわたるので、スポーツ選手のなかにも服用している人がいるそうです。性機能を専門とする男性医師も、動脈硬化予防のため40歳以上になると高率で内服しています。

テストステロン値は下がっていない、ほかにもなんら問題がない、それでも勃起しないという場合は、自律神経がうまく機能していないことも考えられます。

自律神経には、緊張したり興奮したりするときに働く交感神経と、体の力が抜けてリラックスしているときに働く副交感神経があります。射精するときは交感神経が働くのですが、勃起するときは副交感神経が働いていなければなりません。リラックスしていないと勃起しないのです。

ここに問題があると感じたときは、カウンセリングによる精神面の治療を検討しましょう。日本ではまだ、専門的なカウンセリングはあまり普及していないのですが、メンズクリニックや泌尿器科で相談に乗ってもらえるでしょう。

ここまで、私たちが行ったアンケートで見られた、ペニスに対する不満や不安に対処する方法を紹介してきました。何度もくり返しますが、自分のペニスに自信がないと回答した男性は71％。セックスで女性を満足させている自信がなかったり、不安を抱えていたりする男性は69％。

ペニスにもセックスにも自信がもてないとなれば、性的関係から撤退してしまう若者が増えてしまうのは無理もないでしょう。

「撤退したっていいじゃないか。恋愛やセックスはコストパフォーマンが悪すぎる。一人でいるほうがずっといい」という意見もあるようですし、その気持ちもわからないではありません。「セックスなんて、子どもが欲しくなければする必要ない」と考えている人もいるでしょう。恋愛やセックスが、自分の殻を破って新しい自分に出会えるチャンスであり、人間としての成長を促す大きな要因であることは間違いないと思いますが、ここでは、セックスをするかしないかで、健康にどういう影響が出るのかを見ていきましょう。

セックスと健康寿命

性的意欲は生きる意欲と相関している？

セックスが、パートナー同士の愛情表現だけでなく、健康や幸福度によい効果をもたらすことは、さまざまな研究でわかっています。性欲を司るとされるテストステロンが、仕事の能力とも関連するという報告も少なくありません。まわりを見渡しても、仕事ができる男性ほどセクシュアル・アクティビティが高い印象があります。

セックスは、健康や寿命とどんな関連があるのでしょうか。

2020年に、20歳から59歳までの15、269名（男性7、765人・女性7、504人。平均年齢39・1歳）のアメリカ人を対象に、セックスの頻度と死亡リスクをワシントン大学の研究グループが調査しています。[31]

約5年の追跡調査で、その間に参加者228人が死亡したのですが、その内訳は、ガンが62人、心臓血管系の病気での死亡は29人でした。それらを分析した結果、セックスの頻度が高い人は、死亡のリスクが低いことが判明。セックスを週1回以上する人は、年1回以下の人と比べると、死亡のリスクが約半分程度だったのです。

マスターベーションについては調査されていませんが、セックスをしている人のほうが、死亡リスクが大幅に下がっていたということです。

もっとも、セックスをたくさんしているから健康なのか、健康だからセックスをたくさんしているのかはわかっていません。それでも研究者らは、セックスと健康との関連について、次の3つが影響しているのではないかと考察しています。

■セックスは運動といえるほどの身体活動である。

■セックスをすると、幸福を感じる「エンドルフィン」という神経伝達物質が出る。
■パートナーと親密さを共有できる。

エンドルフィンは、モルヒネの6・5倍ほどの強い鎮痛効果があるため、「脳内麻薬」とも呼ばれていますが、「気持ちがいい」「幸せだ」という快感や多幸感をもたらし、記憶力を高め、仕事などの効率をアップさせるともいわれています。

パートナーと親密さを共有することは、孤独感を和らげることにつながります。1938年から80年以上、同一家族を三世代にわたり、1,300人超の人々を追跡調査してきた「ハーバード成人発達研究」によると、「孤独感があると痛みに敏感になり、免疫系の働きが制御され、脳機能が低下し、睡眠の質が悪くなり（略）疲労感や苛立ちがさらに増す」とされ、「孤独を感じている人は生産性が低く、離職しやすい」と結論されています。世界各地の55,000人を対象にしたオンライン調査では、「最も孤独を感じているのは16〜24歳で、40％が『頻繁、または非常に頻繁』に孤独を感じている」そうです。(32)

セックスをすれば孤独でなくなるとは言いきれないし、むしろ孤独感が深まってしまう場合すらありますが、それでもやっぱり人間は、群れで仲間と生きる動物。必要とされたり認められたり、スキンシップをともなう受容を与えられると幸福感が得られ、健康寿命が延びることは否定できないでしょう。

当然のことですが、セックスは無理にするものではありません。だけど、だからといって、「セックスができない体になってもいいか？」と問われれば、「それはイヤだ」と答える人が多いのではないでしょうか。

男性も女性も、セックスから遠ざかっていれば性機能は衰えます。実際にするかどうかはともかく、セックスができる体を維持することは、若さや健康を保つうえで極めて重要です。性機能を維持するため、マスターベーションは、それほど日をおかず行うようにしましょう。

朝立ちについて

男の生理現象「朝立ち」は健康のバロメーター

ところで、男性には、性機能が健康に保たれているかどうかを知る、大きな手がかりがあります。それは「朝立ち」です。

ここからは朝立ちについてお話ししていきましょう。

勃起には、覚醒しているときに起きる「自覚できる勃起」と、夜、寝ているあいだに起こる「無自覚な勃起」があることをご存じでしょうか。

実はペニスは夜、寝ている本人は気づかなくても、せっせと勃起をくり返しているのです。これは「夜間睡眠時勃起現象」と呼ばれる、セックスとは直接、関係のない「男性の生理現象」です。20代では睡眠時間の約半分は勃起しています。60代でも、寝ている時間の2割、80代でも1割程度は勃起をしています。[33]

女性の場合、閉経やストレスで女性ホルモンが減ることは知られていますが、男性も、強いストレスや加齢が原因で男性ホルモン（テストステロン）が減ってしまうことがあります。そうすると、朝立ちが起きなくなります。

「そういえば、最近、朝立ちしていないかも……」と思った方は、要注意。それは、テストステロンが減少しているサインかもしれません。心身ともに不調が表れる「男性更年期」が始まっている可能性があるのです。

そもそも、朝立ちはなぜ起きるのでしょうか。物心がついたときから、生理現象として経験してきたはずですが、なぜ起きるか、理由を知っている方は少ないのではないでしょうか。朝立ちが起きるのは、「エッチな夢を見ていたから」「おしっこが溜まっているから」などといわれていますが、すべて間違いです。

朝立ちは、赤ちゃんもしています。男の子を育てた経験のある方なら、オムツを換えるときなどに、赤ちゃんのペニスが〝ピョン〟と立っているのを見たことがあるでしょう。育児が初めてのママさんのなかには、驚いて病院を受診する人もいるそうですが、心配はいりません。男の子は、お母さんのお腹の中にいるときから、一日に数回は勃起しているのです。

夜、眠っているとき、私たちは「レム睡眠」（浅い眠り）と「ノンレム睡眠」（深い眠り）を、およそ90分ごとにくり返しているのですが、レム睡眠のときは副交感神経が働いて、身体機能を調節するために内臓などを動かしています。このとき、腸の親戚であるペニスも一緒に反応して勃起します。毎晩、4、5回は勃起しているのですが、この現象を自覚できるのは、朝、目覚めたときだけ。これが朝立ちです。

「夜間睡眠時勃起現象」が起きるのは、子孫を残すために必要な勃起機能が衰えないようにしているからだという説もあります。ペニスを勃起させて血流を促し、血液を入れ替えているのです。

つまり、朝立ちしていることが、性機能が健康であることの証拠なのです。

では、朝立ちが起きなくなったとき、男性の体には、どのような問題が起きているのでしょうか。

まずは、ストレスや加齢のせいで、テストステロンが減少している可能性があります。早い人では、40歳ぐらいから減少してしまうこともあります。男性更年期障害です。

男性更年期障害になると、疲労感や倦怠感、性欲低下、ＥＤ（勃起不全）、不眠、肩こり、気力の衰え、集中力の低下、イライラ、抑うつなど多岐にわたって問題が起きてきます。うつ病とも似ているため、うつ病を疑われた人は、一度、テストステロン値を測ってみたほうがいいでしょう。

これまであまり知られていなかったのですが、男性更年期障害は、いまや少しも珍しくない病気です。テストステロンの分泌を助けるサプリや、テストステロン補充など、治療法はいろいろあります。最近、ＰＤＥ‐５阻害薬が、前立腺肥大症治療薬として保険適用を受けたこともあり、ＰＤＥ‐５阻害薬の継続内服でテストステロン値が上昇することもわかってきました。かなり症状が和らぐことが期待できるので、積極的に医療機関を利用することをお勧めします。

もうひとつ、朝立ちがなくなると、大きな問題が疑われます。「血管が硬くなりはじめている」というサインかもしれないのです。前述したように、勃起は、ペニスの血管が拡張して血液が流れ込むことによって起こります。血管が柔《やわ》らかで、拡張や収縮がスムーズに行われる状態になっていなければ勃起は起こらないのです。

心臓の血管は3～4㎜、頸動脈は5～7㎜。ところがペニスの血管は、およそ1～2㎜しかありません。体内で最も細い血管なのです。動脈硬化は、細い血管から順番に始まります。ですから、朝立ちしないということは、動脈硬化の兆しがあるということなのです。

ときどき、男性有名人が心筋梗塞や脳梗塞で突然、亡くなったというニュースが流れますが、おそらく、亡くなる前は朝立ちがなかったはずです。それに気づいて、医療機関へ足を運んでいれば命が救われていたかもしれません。

朝立ちがきちんと起きていることが、性機能だけでなく、全身が健康であることの証《あか》しなのです。

夜間睡眠時勃起現象が起きているかどうかを、確認する簡単な方法があります。とてもアナログな方法ですが、切手シートの縁をペニスに巻いて寝てみましょう。翌朝、それが切れていれば朝立ちしているということです。

第5章

男性ホルモンを深掘りする

精巣（睾丸）を見れば男性機能が正常かどうかがわかる

ここまで、ペニスのサイズや見た目、セックスに関わるペニスのあれこれについてお話ししてきましたが、実は、男性としての機能を正常に保つうえで、ペニス以外に注目してほしい部位があります。

精巣。つまり睾丸です。精巣は、男性を男性たらしめている男性ホルモン＝テストステロンを分泌し、男性機能を正常に保つうえで重要な役割を担っています。医学的にも、男性機能が正常かどうかを知るための目安として、精巣が非常に重要視されているのです。

不妊や男性更年期を心配して泌尿器科やメンズヘルス外来を受診すると、ドクターに精巣をつかまれ、精巣の大きさを調べられます。いきなりだと驚くかもしれませんが、男性医学の父・熊本悦明先生が「精巣（睾丸）を触診しないで男性を診る医者はもぐりだ」と言っていたほど、精巣の大きさは、男性機能を見極めるうえで大切な指標となっています。

精巣がどのような働きをしているかを、簡単に説明していきましょう。

人間は、精子と卵子が結合した受精卵から成長していきますが、最初は全員、女性型です。そのため、男性になるためには、胎内で女性型から男性型への改造が必要になります。そのステップで重要な役割を果たしているのが、精巣から分泌されるテストステロンです。

性染色体にはXとYがあり、その組み合わせで男性になるか、女性になるかが決まることは、すでにご存じでしょう。組み合わせが〈XY〉であれば、Y染色体上にある遺伝子の働きで、母親のお腹にいるあいだに精巣がつくられます。その、出来たてホヤホヤの精巣から分泌されるテストステロンを浴びて、胎児の性器は基本の女性型（クリトリス）から男性型（ペニス）に改造され、脳の性別も方向が決まっていくのです。

精巣は、生まれたときは大豆ぐらいの大きさ。10歳ぐらいでやっとビー玉ぐらいになります。精巣の中には、そうめんのような、細くて長い精細管がたくさん丸め込まれているのですが、思春期に入り、脳の下垂体からの指令で性腺刺激ホルモンの分泌が高まると、この精細管が急激に成長します。その影響を受け、精巣は15〜16歳ぐらいでクルミの実ほどの大きさになります。そうなると、精巣から本格的にテストステロンが分泌されるようになり、それによって声が変わり、男性的な体つきや性格などがつくられていきます。

精巣の中にある精細管には、間質細胞（ライディッヒ細胞）がゴマ粒のようにくっついているのですが、精細管が成長すると間質細胞の量も増え、そこにテストステロンがふりかかると、精細管の中で精子づくりが始まります。精巣の大きさと精子生産能力は、かなり密接な関係にあるのです。

男性を男性たらしめているのがテストステロンだということが、おわかりいただけたでしょうか。

男性にとって大切なテストステロンは、副腎や、最近の研究では脳や筋肉からも分泌されるとわかってきました。けれども、総量の約90％が精巣から分泌されています。精巣は、テストステロンの主要な製造工場なのです。

それなのに、男性機能が落ちたり、年をとって精子生産能力が落ちたりすると、精巣は小さくなってしまいます。つまり、精巣の大きさを測ることで、男性機能が正常に働いているか、あるいは加齢による衰えはないか、おおよその見当がつくということです。だからこそ医師は、精巣の大きさに注目するのです。

精巣がクルミの実ほどの大きさであれば正常。年齢に関係なく、親指の先ほどになると精子数の少ない乏精子症。中指の先ぐらいだと精子のない無精子症。小指の先ほどだと精子をつくれないばかりか、テストステロンを分泌する能力さえも十分ではないと診断されます。

気になる方は、自分の精巣の大きさを確認してください。精巣が親指の先ほどの大きさになっていたら、不妊症や男性ホルモン低下症になっている可能性があるので、クリニックを受診することをお勧めします。

テストステロンは生殖器以外にも影響を与える

男性ホルモンであるテストステロンは、ペニスを発達させるだけでなく、脳にも作用します。仕事に対する意欲や性欲を生み出し、やる気や活力、積極性などを喚起し、さらには認知能力や暗記力の改善や維持にも関連があるといわれているのです。

テストステロンは女性にもあって、女性の場合は、副腎・卵巣・脂肪から分泌され、女性の生きるエネルギーを支えています。なんと、女性ホルモンの一部は、卵巣内で分泌されるテストステロンが変換されてつくられているのです。テストステロンの分泌が減れば、女性ホルモンも減少してしまうということです。

テストステロンが、男性だけでなく、女性にとっても大切なホルモンであることがおわかりいただけるでしょう。


テストステロンには「蛋白同化作用」があり、個人差はありますが、骨や筋肉にも作用して、骨太で筋骨隆々とした男性の体格をつくっています。女子大生たちに行った調査では、男性の逞しい体格に「男らしさ」を感じる傾向があると報告されています。第3章で紹介した論文でも、同様の結論が出ていますが、体格のいい男性は、一般的にテストステロン値が高いといえるでしょう。

テストステロンは、顔の頬骨・下顎骨《かがくこつ》の発達にも強く関連しているので、胎児期にテストステロンシャワーを強く浴びたグループには、顔の下半分が大きく、両眉毛の間隔が狭くなる男性型の特徴がみられます。体形だけでなく、顔立ちにもテストステロンの影響が表れるのです。

さらにテストステロンは、体脂肪の減少も促します。中年になってお腹が目立つようになった男性は、テストステロンが減少傾向にあると言ってもいいでしょう。糖尿病患者も、平均男性より、テストステロン値がかなり低くなっています。

テストステロン値が高いと言うと、男くさくて、攻撃的だったり、女好きだったりする遊び人をイメージするかもしれません。けれども、テストステロン値が高い男性は筋肉質で骨格もガッチリ、お腹も出ていなくて、さらに仕事もバリバリこなす傾向にあります。つまり、カッコいい男性はテストステロン値が高いので、時代を超えて女性にモテる傾向にあるということです。

これはおそらく、テストステロンが意欲や認知力、集中力、さらには行動力や決断力などを高めているからでしょう。女性でも、社会的に活躍している人は、テストステロン値が高いことがわかってきています。

簡単に言ってしまえば、テストステロンは「男らしさをつくっている」わけです。そのため、トランス女性のなかには、より女性らしくなりたいと言って、精巣を摘出する人がいます。テストステロンの製造工場である精巣を取ることで、男性らしさをつくるテストステロンシャワーを止めてしまうのです。

ペニスに話を戻しましょう。ペニスの細胞には、テストステロンの生物学的活性を高める酵素と、その活性化されたテストステロンを受け取る受容体（リセプター）があります。リセプターとは、簡単に言うと、投げられたテストステロンを受け止めるキャッチャー。母親の胎内でテストステロンが十分に分泌され、リセプターが正常に働けば、ペニスは成長します。

つまり、母親の胎内で浴びるテストステロンシャワーの量によって、男らしさ、女らしさがつくられるのです。そのため、比較的クリトリスが大きい女性もいるし、ペニスが十分に発達しない男性もいるということです。

もうひとつ、忘れてはならないのが脳です。精巣に、テストステロンを分泌するよう指令を出すのは脳内ホルモン。そのため、脳が健康であることも重要です。ストレスや加齢で脳の働きが鈍ると、指令系統にエラーが生じ、精巣が指示待ち状態になるので、テストステロンは分泌されず枯渇していくばかり……。男性は、ペニスの大きさばかりにこだわるのではなく、精巣からテストステロンがきちんと分泌されるよう、心と体をケアすることが大切です。

精巣や副腎から分泌されるテストステロンの影響を受けるのは生殖器だけではないと、すでにお話ししましたが、巷で囁かれているのは、毛根を包んでいる「毛嚢《もうほう》」という皮膚組織に作用するということでしょう。だから、「男性ホルモンが多いとハゲる」と思っている人が少なくないのです。ですがそれなら、男性ホルモン値がピークになる若い男性はみんな薄毛に悩むはず。でも、そうはなっていません。

頭皮の薄毛につながるのは、テストステロンと、毛根にある「5α‐リダクターゼ」という酵素が結びつくことによってできるジヒドロテストステロン（DHT）と呼ばれるホルモンだともいわれていますが、ＡＧＡ（男性型脱毛症）の原因には、遺伝的なもの、ストレス、睡眠不足、喫煙、偏った食生活など、いろいろな要素が複雑に絡んでいます。つまりテストステロン値が高いとハゲるとは、一概に言えないということです。

それでも、注意が必要なこともあります。ＡＧＡ治療で使われる「プロペシア」（フィナステリド）という薬です。直接的にはテストステロンの分泌を抑制しないといわれていますが、ＡＧＡ治療を受けたためにテストステロン値が下がり、体調不良、性欲減退、うつに悩むケースも少なくありません。薄毛治療で不妊に悩むようになった人もいます。

ＡＧＡの治療を受けるときは、医師とよくよく相談してください。

人差し指の長さとテストステロンの関係

テストステロンは、男女の別なく、元気の源になるホルモンだと説明してきましたが、「いったい自分にはどのくらいテストステロンがあるの？」という疑問がわきます。知りたいと思いませんか？

すでにご存じかもしれませんが、実は、指を見ればだいたいのことがわかります。今世紀に入ってから、イギリスの心理学者ジョン・マニング博士が発見しました[34]。

手の甲を上にして、指を真っすぐに伸ばしてください。お母さんのお腹にいたとき、テストステ

【図18】　人差し指の長さとテストステロンの関係

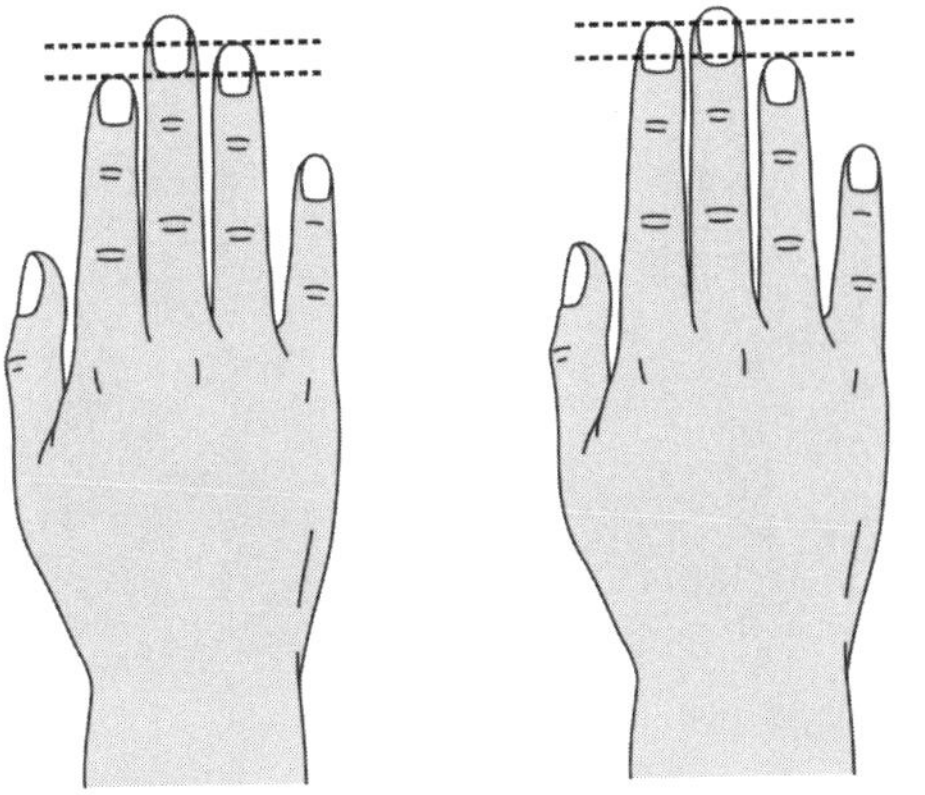

ロンシャワーをたくさん浴びた人ほど、薬指より人差し指が短くなっているのです【図18】。薬指より人差し指が短い人ほど、アグレッシブで男性的行動活性が高いということです。

ロンドンの証券マンたちの人差し指の長さと利益率を調べた有名な調査研究[35]があります。この研究では、人差し指の短い人ほど利益率が高かったのです。テストステロン値が高い男性は、積極果敢で冒険心と高い行動活性をもつとされていますが、そのことが、証券マンたちの利益率によって鮮やかに浮かびあがったのです。

サッカー選手の人差し指と薬指の長さの比率を、ナショナルチームの男性と、地元の一般男性チームで比べたイギリスの論文もあります。それによると、ナショナルチームの男性は、一般男性より人差し指がかなり短いことがわかり、選手だけでなくコーチまでが短かったそうです[36]。

一方、医学生の指の比率と学業成績を調査したところ、これには関連がなかったという結果が出ています。[37]つまり、テストステロンは、勝ち負けがはっきり出るスポーツやゲーム性の高い分野（麻雀、囲碁、将棋、一部の投資など）ではパフォーマンスを向上させますが、勉強など計画的なアプローチが求められるものについては影響しない可能性が示唆されたのです。

女性は、精巣からのテストステロンがないため、人差し指が長い傾向にありますが、それでもなかには人差し指が短い人もいます。「精巣がないのにどうして？」と思われるでしょうが、先ほどお話ししたように、男女ともにテストステロンは副腎でもつくられますし、また母親の卵巣からもテストステロンはある程度分泌されているので、女児の胎児にその影響が出た可能性があります。

女性で薬指に比べて人差し指が短い人は、やはり行動活性が高く、強い気質の持ち主で、社会的に活躍している人が多いようです。

テストステロンの最新研究

人間の活力の源であるテストステロンは、男女ともに欠かせない元気ホルモンであり、幸せホルモンでもあります。人生１００年時代といわれるいま、ますます注目度が高まってくると思われるので、テストステロンについての研究を、もう少しだけご紹介しておきましょう。

勝負事に勝つとテストステロン値が上がる

仕事などが上手くいかず落ち込んでいるとき、思いがけず成功したことで流れが良くなり、そのあとはトントン拍子でよい方向に進んだ、という経験はありませんか。そんなポジティブサイクルが生まれる仕組みを、医学的に説明した論文があります[38]。

スポーツやチェスなどで勝つと、10〜15分後には体内のテストステロン値が上昇します。短時間でテストステロン値が上昇すると、脳の海馬や前頭前皮質などに作用。脳神経を変化させるので、次の成功に繋がる長期的な効果をもたらすというのです。テストステロン値がアップすれば、積極性とパワーが増すので、次の成功につながる確率が高くなるのは当然でしょう。

アメリカには、こんな研究もあります[39]。野球やサッカーの試合後、勝ったチームと負けたチームのサポーターのテストステロンを、それぞれ測って比較したものです。

すると、勝ったチームのサポーターのテストステロン値のほうが、負けたチームのサポーターよりはるかに高かったのです。勝ったチームのファンにインタビューしているテレビ映像で、ファンが「元気をもらいました！」と満面の笑顔で答えているのを目にしますが、この「ウィナーズ・エフェクト（勝者効果）」と呼ばれる現象は、医学的にも間違っていないようです。ただし、このようなテストステロン値の上昇は、短期的なものでしかありません。

テストステロンのためにしたい9つのこと

元気の源であり、性欲をコントロールするテストステロン。どんなに立派なペニスがあっても、テストステロン値が下がれば性欲は減退し、前述したように、男の生理現象である朝立ちも起こらなくなります。テストステロン値は加齢だけでなく、ストレスでもガクッと下がるので、若い男性も油断はできません。前述したように、テストステロン値が下がると、女性と同じような「更年期症状」に襲われ、男性の場合は特に、うつ傾向が強くなります。そうならないためにできることを紹介しておきます。

その1〈ゆるいパンツで、テストステロンをキープ〉

みなさん、下着はどんなものを選んでいますか？　男性にとって一番健康にいいのは、ずばり「トランクス」。さらにいいのは「ふんどし」です。つまり男性器を締めつけないものがいいのです。精巣は熱に弱いからです。精巣の適温は、体温より4、5度低い温度。温度が上昇すると、精巣は機能が衰え、テストステロンの分泌も極端に弱くなります。精子の生産能力が落ちて、不妊症になる可能性もあります。また、精巣を強く締めつけていると血行が悪くなって、これもまた機能低下の原因になります。

その２〈食生活で男性力アップ〉

何かを食べたからといって、すぐにテストステロン値が上がるということは、残念ながらありません。けれども、まったく関係がないわけでもありません。テストステロンの「原料」はコレステロール。つまり脂です。原料がなければ、脳から「男性ホルモンをつくりなさい」という指令が出ても、対応できません。男性ホルモンを増やすには、原料をたくさん摂るべき！　脂肪の少ない赤い肉を、１日１００グラムは食べるようにしてください。霜降り肉だと脂が多すぎます。

ほかにテストステロンをアップさせる食材として期待できるのは、ニンニクやタマネギ。これらは、古来より、男性ホルモンの分泌を促す効果があるとされてきました。また最近は、牡蠣やレバー、カシューナッツなどに含まれる亜鉛や、魚やきのこ、卵などに含まれるビタミンＤが注目されています。これらも積極的に摂るようにしましょう。

その３〈睡眠でテストステロンをチャージ〉

年齢に関係なく、心理的ストレスはテストステロン値を下げ、ＥＤの原因にもなります。ストレスを解消し、自律神経を安定させ、テストステロン値低下にストップをかけるのは質の良い睡眠なのです。睡眠不足や質の悪い睡眠が習慣になると、テストステロン値は確実に下がります。

テストステロンが低下すると寝つきが悪くなり、夜中に何度も覚醒し、睡眠の質も悪くなります。悪循環に陥るわけです。少なくとも７時間睡眠を目指してください。

テストステロンの分泌は、一日のうちでも大きく変動します。これを「日内変動」と呼ぶのですが、分泌が最も低下するのは、午後から夜にかけて。逆に、最も分泌が盛んなのは夜寝ているとき。深夜から明け方にかけてです。だからこそ、質の良い睡眠がテストステロン値を上げるわけです。

その４〈過度な運動はＮＧ〉

運動による全身の血流増加の効果で、脳下垂体がテストステロンの分泌を促し、性腺刺激ホルモンの分泌も促されます。加えて、精巣の血流も上昇するので、テストステロンの分泌もアップします。ただし、運動が激しすぎると脳がストレスを感じてテストステロンの分泌を下げてしまうので、スロートレーニング程度がよいとされています。

最近の研究では、運動によって、脳内の記憶中枢とされる海馬の中でも、男性ホルモンが産生されるという興味深い事実が明らかになってきています。[40] それによって脳細胞が活性化され、ドーパミンの分泌も促進されます。

ウォーキングやジョギングなど、軽めの有酸素運動や、スロースクワットなどの軽い筋トレがオススメです。

その５〈ボーッと生きているとテストステロン値は下がる〉

前述したように、最近の研究で、海馬からも男性ホルモンが分泌されていることがわかったのですが、このテストステロンは、精巣から分泌されるものより量は少ないものの、濃度が高いこともわかりました。細胞への刺激が強いことが、脳から分泌されるテストステロンの特徴なのです。去勢された宦官が政治を動かしてきたのは、精巣がなくても、脳で分泌されたテストステロンのパワーがあったからかもしれません。

精巣のテストステロン製造機能は40代後半から衰え始めます。ところが、海馬の老化はそれより20年ほど遅く始まるので、精巣の機能が弱っても、海馬が衰えなければテストステロンはある程度キープされると推測できます。これは朗報でしょう。ただし、脳を使っていないとテストステロンは分泌されません。ボーッと生きていたらダメ。意識して脳を働かせることが大切です。

その6〈男友達と遊ぶとテストステロン値は上がる〉

男性同士で行動すると、テストステロン値は上昇します。テストステロンには、外敵を排除するパワーが備わっているからです。男性同士での付き合いでは、無意識のうちに自分のテリトリーを守ろうとするオスの本能が働き、テストステロンの分泌が活性化します。ゴルフでも釣りでも、野球でもサッカーでも、男友達と一緒に楽しんでください。敵ではないと認識している男仲間と過ごせば、リラックスしてストレス解消にもつながり、これもまたテストステロンのキープに効果があります。

その7〈家庭でリラックスすれば分泌促進〉

家族とゆっくりと過ごす時間も大切です。前項で述べたように、テストステロンは、リラックスして副交感神経が優位になると分泌が促されます。日中、交感神経を高めてバリバリ働いていても、疲れて帰りつく我が家はリラックスできる環境であってほしいもの。家に居場所がなかったり、家族やパートナーといることがストレスになっていたりすれば、残念ながらテストステロン値は低下するばかりです。家庭が居心地のいいところになるよう、家族に対する思いやりや優しさを失わないようにしましょう。

その8〈新しいことをしてハマれば上がる〉

何かに興味を引かれたら、迷わずトライしてください。新しいことに挑戦することが大切です。スポーツでも趣味でも、なんでもOK。新しいことに踏み出す、その冒険心や勇気が大切なのです。お気に入りが見つかったら、とことんハマってください。凝《こ》り性の男性は、テストステロン値が高い傾向にあります。

「それはわかるけど、やる気が起きないから困っている」という人は、泌尿器科やメンズクリニックに足を運んで、テストステロン値をチェック。低下しているようならテストステロンを補充してもらいましょう。気力が充実し、朝立ちも復活するでしょう。

その9〈テストステロンをコントロールする呼吸法〉

強いストレスが加わると交感神経が高まり、若い人でもテストステロン値が低下して、やる気が出なくなったり、女性に対しての興味が薄れてしまったりします。

意識して心を整え、リラックスして副交感神経を高めれば、テストステロン値の低下を食い止めることが期待できます。くり返しになりますが、副交感神経が高まらないと勃起もしないのです。

試してほしいのは、緊張をほぐすための深呼吸。乱れた自律神経を整えてくれます。やり方は、とても簡単です。

❶目を閉じてイスに座り、口から息をできるだけゆっくり「ふーっ」と吐きます。このとき、お腹は自然にへこませ、肛門は締めます。

❷「これ以上、吐けない」と思ったら、ぱっと呼吸を止めます。

❸苦しくなったら鼻から息を吸います。自然と空気が入ってくるような感覚で、ゆっくり吸ってください。

❹これを20回くり返します。

ポイントは、「吸う」ことより「吐く」ことを意識すること。一日に何度やってもかまいません。朝起きたとき、お昼休み、寝る前など、ちょっとした時間を見つけて取り入れてください。

これを行うときは、「あれをやらなくちゃ」とか「あいつ、腹立つな」とか、あれこれ考えないこと。頭から雑念を追い出し、無心で行ってください。心を「いま」に向ける「マインドフルネス」のような感じです。ストレス軽減・集中力アップ・自律神経回復などの効果が期待できます。緊張している心や体がほぐれ、副交感神経が活性化されて、テストステロンの分泌が促されます。

以上が、テストステロンの分泌を促す9つの方法です。一度に全部は無理でも、少しずつ生活に取り入れてください。

性機能が衰えると、男性は早くから老いが始まってしまいます。身も心も若く元気でいるためには、性機能を健康に保つことが、男性の場合、特に大切なのです。

そしてペニスだけでなく、精巣にも注意を払いましょう。精巣を意識することは、テストステロンの分泌を意識することにつながります。テストステロンがきちんと分泌されていれば、糖尿病や心筋梗塞、脳梗塞のリスクを下げることもわかっています。男性的な魅力も増し、女性に愛される可能性も高まります。自分に自信がもてるようになるだけでなく、セックスに対しても積極的になれるし、勃起力も高まります。

なんか楽しくない、いつもだるい、何をするのも億劫、ちょっとしたことでイライラして腹が立つ、女性との付き合いも面倒、セックスもしたいと思わない、勃起しない、してもすぐに萎《な》えるというようなことがあれば、「男らしくない」「不甲斐ない」などと考えて自分を責める前に、テストステロンの減少を疑ってください。

いま日本で生活している男性の多くが、老いも若きも、日々、大きなストレスにさらされています。テストステロン値も、昔に比べたら下がっているのではないでしょうか。

男性だけでなく女性にとっても、テストステロンは大切なホルモンです。

閉経後の女性のなかには、女性ホルモンが急激に減少するだけでなく、テストステロン値まで下がってしまう人がいます。そうなると、フレイルが加速します。フレイルとは、日本老年医学会が2014年に提唱した概念で、筋力の低下、精神的・心理的鬱屈、孤独や不安などによって起こる心身の不健康状態を指すのですが、そうなると先々、介護が必要になる可能性が高まります。

月経や出産などでホルモンのバランスが崩れると、多くの女性が体調の悪化に苦しんだり、イライラしたり、性欲がなくなったり、集中力や活力の維持が難しくなったりすることは、常識のようになってきました。けれども、女性とはサイクルは違うものの、男性がホルモンの増減によって大きな影響を受けることは、まだまだ常識になっているとはいえないでしょう。

男性医学の父と呼ばれ、生涯をテストステロンの研究に捧げた熊本悦明先生が、1979年にテストステロンの減少によって起こる「男性更年期障害」の存在を知らしめる講演を行ったときは、キワモノ扱い。お仲間からも、「おかしなことを言うな」「そんなことあるはずがない」と鼻で笑われたそうです。

それでも最近は、テストステロン値が下がると、男性も男性更年期障害に襲われ、人によっては女性より長期にわたって苦しめられることが周知されつつあります。元気が出ない、性欲がわかない、怒りっぽくなったなどと思ったら、男性更年期障害の可能性を疑ってください。もともとテストステロン値が高めだった男性は、テストステロンが減少すると影響が強く出ることもあるようです。

一般的に男性は、泌尿器科やメンズクリニックに行くことを躊躇しがちと聞きます。「男子たるもの」というプライドに縛られ、テストステロン（男らしさや活力）が減少しているなんて考えたくないのかもしれません。

大丈夫です。勇気を出して、一歩踏み出してください。クリニックに向かうその一歩が、あなたのテストステロン値を上げることにつながります。

自分のペニスの状態や、セックスのことで悩んでいるのに、なんの行動も起こさずにいるなら、人生の損失。ペニスが小さくても、勃起しなくても、早漏でも遅漏でも、性的欲求が起こらなくても、あなたが困っていたり、悩んだり苦しんだりしていることを素直に打ち明ければ、あなたのパートナーはきっとあなたを受け入れてくれます。

自分を責めたり、強がったり、意地を張ったり、相手のせいにしたり、あきらめたりせず、問題の解決に力を貸してくれるよう、パートナーに頼んでみましょう。自分の弱点やコンプレックスを隠すのではなく、心を開いて打ち明けるのです。勇気がいりますが、弱点やコンプレックスを隠そうとすると、パートナーとの関係を歪める原因になります。

セックスは、そして愛は、パートナーにとって、そしてあなたにとっても大切なものです。そのことさえわかっていれば、セックスや愛は、あなたに、そしてパートナーにも、大きな喜びをもたらしてくれるでしょう。

健闘を祈る！

あとがき

「私は普通？」。本書で紹介したロンドン大学の論文のタイトルです。世界中の男性が、そしてもちろん日本人男性も、自分のペニスのサイズや外見、さらには射精までの時間が短いなど、いろいろなことを気にして、悩んだり自信を失ったりしています。

それでも、日本人男性の多くが「射精できれば自分は満足だし、パートナーも文句を言わないから、なんの問題もない」と決め込み、それ以上、考えないようにしているのではないでしょうか。

とはいえ、いま、セックスから喜びやときめきが失われつつあるのはまちがいありません。恋愛初期はともかく、男性にとっても女性にとっても、セックスはいまや「お約束に従ったお勤め」のよう。セックスが楽しくないからこそ、セックスレスが増えているのでしょう。

セックスは、本来、楽しいものです。好きな人とする気持ちのいいセックスは、私たちに安心感や満足感、自己肯定感だけでなく、健康な体までもたらしてくれます。私たちを苦しめる孤独感や寂寥感、劣等感や敗北感すら消し去ってくれるはずのものなのです。

「セックスレスでいいと思っているわけではない」「たがいに愛情を確かめられて、本当にリラックスできるようなセックスならしたい」と思う人は少なくないでしょう。

どうしたら「お約束に従ったお勤め」になりかけているセックスを蘇らせることができるのでしょうか。女性から男性になったトランス男性、井上健斗さんのX《エックス》（旧ツイッター）でのポスト

（@KENTOINOUE）を紹介させていただきます。

――僕は竿なし男子です。（中略）ずっと自信が持てず〝男に負けている〟と思っていた。ある日、妻に聞いてみた。「僕がち◯こついてる男だったら？」。少し黙って考えてから妻が答えた言葉は「もしそうだったら多分、性格違うんじゃない？　いまの貴方が全部好きだよ」。僕が黙っていると…続けて妻が言った。「ついてても、ついてなくてもどっちでもいいかな。大事なのはそこじゃないよね」。僕は天使と結婚してしまった…と心震えた――

私たちは誰でも、なんらかの劣等感を抱えています。その劣等感は、私たちが「常識」とか「あるべき姿」に沿った人間になりたいと思ったときに生まれるのです。

セックスは、誰にとっても大切な営みです。そのことを心に刻んで、気負いを捨て、心を開いて、パートナーとともに、たがいを慈しみながらセックスを楽しんでいただければと願っています。

最後に謝辞を述べさせてください。英語の論文を読み込んで監修してくださった関口由紀先生、男性ホルモンの大切さを世に知らしめた今は亡き熊本悦明先生、トランス男性の性事情を教えてくださった池袋真先生、ホルモンについての知識を惜しみなく提供してくださった熊本美加さん、丁寧に原稿を整理してくれたスドウユイさん、アンケートに答えてくださった多くの男性たち。ほかにも多くの方のご助力があって、この本は完成しました。心からありがとうございました。

２０２４年の早春に　原田純

29. 一般社団法人日本家族計画協会 .「【ジェクス】ジャパン・セックスサーベイ 2020」https://www.jfpa.or.jp/sexsurvey2020/
30. 厚生労働省子ども・子育て支援推進調査研究事業 .（2016 年 3 月）. 我が国における男性不妊に対する検査・治療に関する調査研究 .
31. Cao, C., Yang, L., Xu, T., et al.（2020）. Trends in sexual activity and associations with all-cause and cause-specific mortality among US adults. The Journal of Sexual Medicine, 17, 1903-1913.
32. ウォールディンガー , R., & シュルツ , M.（2023）.『グッド・ライフ』. 辰巳出版 .
33. Horita, H., & Kumamoto, Y.（1994）. Study on nocturnal penile tumescence（NPT）in healthy males: Study on age-related changes of NPT. The Japanese Journal of Urology, 85（10）, 1502-1510.

第 5 章

34. Manning, J. T.（2002）. Digit ratio: A pointer to fertility, behavior, and health. Rutgers University Press. ISBN 9780813530307.
35. 34 で前掲。
36. Manning, J. T., et al.（2001）. Evolution and human behavior. Evolution and Human Behavior, 22, 61.
37. Coco, M., Perciavalle, V., Maci, T., Nicoletti, F., Di Corrado, D., & Perciavalle, V.（2011）. The second-to-fourth digit ratio correlates with the rate of academic performance in medical school students. Molecular medicine reports, 4（3）, 471–476.
38. Losecaat Vermeer, A. B., Riečanský, I., & Eisenegger, C.（2016）. Competition, testosterone, and adult neurobehavioral plasticity. Progress in brain research, 229, 213–238.
39. Bernhardt, P. C., Dabbs, J. M., Jr, Fielden, J. A., & Lutter, C. D.（1998）. Testosterone changes during vicarious experiences of winning and losing among fans at sporting events. Physiology & behavior, 65（1）, 59–62.
40. Azcoitia, I., Hernandez-Vivanco, A., Cano-Adamuz, N., & Mendez, P.（2022）. Synthesis and impact of neuroestradiol on hippocampal neuronal networks. Current Opinion in Endocrine and Metabolic Research, 24, Article 100335.

are more likely to have vaginal orgasms（but not clitoral orgasms）: implications for an evolutionary theory of vaginal orgasm. The journal of sexual medicine, 9（12）, 3079–3088.
14. Women's Health.（n.d.）. How To Guarantee An Orgasm, According To Science, https://www.womenshealthmag.com/sex-and-love/a19955596/how-to-orgasm/
15. Tohyama, K.（1993-1994）. The status quo of the investigation on nerve regeneration. II. Regeneration in the PNS. Denshi Kenbikyo, 28（1）, 54-61.
16. Marra, G., Drury, A., Tran, L., Veale, D., & Muir, G. H.（2020）. Systematic review of surgical and nonsurgical interventions in normal men complaining of small penis size. Sexual Medicine Reviews, 8（1）, 158-180.
17. 16 で前掲。
18. 16 で前掲。

第 4 章
19. O'Farrell, N., Quigley, M., & Fox, P.（2005）. Association between the intact foreskin and inferior standards of male genital hygiene behaviour: A cross-sectional study. International Journal of STD & AIDS, 16（8）, 556-559.
20. Morris, B. J., Wamai, R. G., Henebeng, E. B., Tobian, A. A., Klausner, J. D., Banerjee, J., & Hankins, C. A.（2016）. Estimation of country-specific and global prevalence of male circumcision. Population Health Metrics, 14, Article 4. https://doi.org/10.1186/s12963-016-0073-5
21. 独立行政法人国民生活センター.「美容医療サービスにみる包茎手術の問題点」https://www.kokusen.go.jp/pdf/n-20160623_2.pdf
22. Shabanzadeh DM, Clausen S, Maigaard K, Fode M. Male Circumcision Complications - A Systematic Review, Meta-Analysis and Meta-Regression. Urology. 2021 Jun;152:25-34.
23. American Urological Association.（2020）. Disorders of ejaculation: An AUA/SMSNA guideline.
https://www.auanet.org/guidelines-and-quality/guidelines/disorders-of-ejaculation
24. Waldinger, M., McIntosh, J., & Schweitzer, D. H.（2009）. A five-nation survey to assess the distribution of the intravaginal ejaculatory latency time among the general male population. The Journal of Sexual Medicine, 6, 2888-2895.
25. Waldinger, M. D., Quinn, P., Dilleen, M., Mundayat, R., Schweitzer, D. H., & Boolell, M.（2005）. A multinational population survey of intravaginal ejaculation latency time. The journal of sexual medicine, 2（4）, 492–497.
26. 永尾光一, 他.（2007）. 女性を対象とした「よりよい性生活」に関する意識調査. 日性会誌, 22, 287-300.
27. Burri, A., Giuliano, F., McMahon, C., & Porst, H.（2014）. Female partner's perception of premature ejaculation and its impact on relationship breakups, relationship quality, and sexual satisfaction. The Journal of Sexual Medicine, 11, 2243–2255.
28. 24 で前掲。

参考文献

第 1 章

1. Gaither, T. W., Allen, I. E., Osterberg, E. C., Alwal, A., Harris, C. R., & Breyer, B. N.（2017）. Characterization of Genital Dissatisfaction in a National Sample of U.S. Men. Archives of Sexual Behavior, 46（7）, 2123–2130.
2. Veale, D., Miles, S., Bramley, S., Muir, G., & Hodsoll, J.（2015）. Am I normal? A systematic review and construction of nomograms for flaccid and erect penis length and circumference in up to 15,521 men. BJU International, 115（6）, 978–986.
3. 株式会社 TENGA.「日本人の平均ペニスサイズが明らかに！」https://www.tenga.co.jp/special/fitting2012/
4. 日本性機能学会 .（2018）. 日本性機能学会雑誌 , 33（3）, 235–242.
5. Mondaini, N., Ponchietti, R., Gontero, P., Muir, G. H., Natali, A., Caldarera, E., Biscioni, S., & Rizzo, M.（2002）. Penile length is normal in most men seeking penile lengthening procedures. International Journal of Impotence Research, 14（4）, 283–286.

第 2 章

6. Rider, J. R., Wilson, K. M., Sinnott, J. A., Kelly, R. S., Mucci, L. A., & Giovannucci, E. L.（2016）. Ejaculation Frequency and Risk of Prostate Cancer: Updated Results with an Additional Decade of Follow-up. European urology, 70（6）, 974–982.
7. 一般社団法人日本家族計画協会家族計画研究センター .（2020）. ジャパン・セックスサーベイ 2020.

第 3 章

8. 男女共同参画局 .「ジェンダー・ギャップ指数（GGI）2023 年」
https://www.gender.go.jp/policy/positive_act/pdf/sankou1_23_09.pdf
9. Francken, A. B., van de Wiel, H. B., van Driel, M. F., & Weijmar Schultz, W. C.（2002）. What importance do women attribute to the size of the penis?. European Urology, 42（5）, 426–431.
10. Mautz, B. S., Wong, B. B., Peters, R. A., & Jennions, M. D.（2013）. Penis size interacts with body shape and height to influence male attractiveness. Proceedings of the National Academy of Sciences of the United States of America, 110（17）, 6925–6930.
11. Prause, N., Park, J., Leung, S., & Miller, G.（2015）. Women's preferences for penis size: A new research method using selection among 3D models. PLoS ONE, 10（9）, e0133079.
12. Brody, S., & Weiss, P.（2010）. Vaginal orgasm is associated with vaginal（not clitoral）sex education, focusing mental attention on vaginal sensations, intercourse duration, and a preference for a longer penis. The journal of sexual medicine, 7（8）, 2774–2781.
13. Costa, R. M., Miller, G. F., & Brody, S.（2012）. Women who prefer longer penises

著者プロフィール

原田 純（はらだ じゅん）

1954年、東京生まれ。編集者。15歳で和光学園高校中退。1980年、長女出産。1989年、径書房に入社。竹田青嗣氏に師事。現在、径書房代表取締役。著書に『ねじれた家 帰りたくない家』(講談社)、岸田秀氏との対談『親の毒 親の呪縛』(大和書房)、『ちつのトリセツ 劣化はとまる』(径書房)『人生最高のセックスは60歳からやってくる』(径書房)がある。
YouTubeチャンネルは「【ちつのトリセツ】原田純」。

熊本 美加（くまもと みか）

東京生まれ、札幌育ち。医療ライター。男性医学の父・熊本悦明の二女。性の健康カウンセラー。大学卒業後、広告制作会社を経てフリーライターに。男女更年期、性感染症予防と啓発、性の健康についての記事を主に執筆。著作に、自身の体験を綴った『山手線で心肺停止！アラフィフ医療ライターが伝える予兆から社会復帰までのすべて』(講談社)。父、熊本悦明氏との共著『新・アダムとイヴの科学』(KKロングセラーズ)がある。

スドウ ユイ（すどう ゆい）

編集者。幾つかの出版社勤務を経て、現在、径書房編集部所属。一緒に呑んで盛り上がった経営者の元でばかり働いている。第1章のテーマでもあった「偏差値」という言葉には人生で良い思い出がない。

医療監修者プロフィール

関口 由紀（せきぐち ゆき）

『女性医療クリニックLUNAグループ』理事長。女性のための心と体の情報サイト『フェムゾーンラボ』社長。1989年山形大学医学部卒業。横浜市民病院臨床研修医を経て、1991年横浜市立大学医学部泌尿器科助手。2005年に『横浜元町女性医療クリニック・LUNA』を開設。2007年横浜市立大学大学院医学部泌尿器病態学修了、現在横浜市立大学医学部客員教授。女性並びにLGBTQ+の人たちの健康を支えるため、50歳未満を対象とした婦人科・乳腺科主体の『女性医療クリニックLUNA横浜元町』と、50歳以上を対象とした女性内科・女性泌尿器科・美容皮膚科主体の『女性医療クリニックLUNAネクストステージ』を主宰している。日本泌尿器科学会専門医・指導医、日本排尿機能学会専門医、日本性機能学会専門医、日本東洋医学会専門医・指導医、経営学修士(MBA)。日本フェムテック協会代表理事。
女性医療クリニックLUNAグループホームページ www.luna-clinic.jp
YouTube るなクリニックch　第1回https://www.youtube.com/watch?v=tIsUWVGpsbw&t=5s
フェムゾーンラボアドレス　www.femzonelab.com

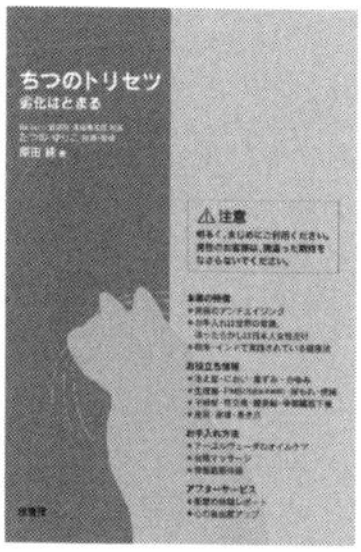

ちつのトリセツ

劣化はとまる

原田 純 著　助産師 たつの ゆりこ 監修

ほったらかしにしたら、膣は必ず劣化して、その影響は全身に及びます。冷え性・便秘・腰痛・猫背・性交痛……。**体質だから、歳だからと思ってあきらめていませんか？**　ひょっとしたらその不調は、膣の劣化が原因で起きているのかもしれません。自分の体のことなのに、日本人女性はこれまでずっと、女性器のことも、ケアが必要であることも知りませんでした。けれども、ケアをしないと体に不調が起きたり、「骨盤臓器脱」という恐ろしい疾患に見舞われたり、性愛の喜びを感受できなくなったりします。**膣ケアは、日本人女性の新しい常識。**10万部を超えるベストセラーです。

1,400円＋税

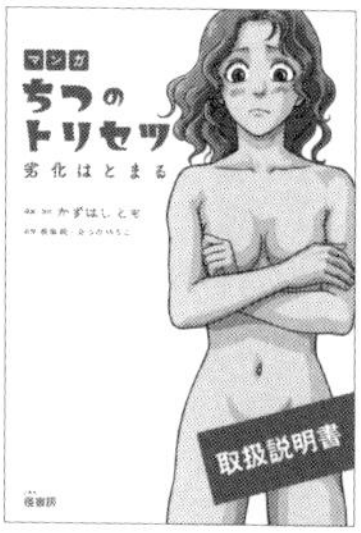

マンガ
ちつのトリセツ

劣化はとまる

かずはし とも 漫画・原作　原田 純、たつの ゆりこ 監修

日本の女性たちに衝撃を与えた、10万部超えのベストセラーがマンガになりました。主人公は47歳の小巻さん。不仲ではないものの、夫とはセックスレス。腰痛に悩んで飛び込んだ治療院で膣ケアをすすめられ､びっくりしながらも恐る恐る挑戦。すると、**いつしか気持ちが前向きになり、新しい世界が広がる予感**が……。
膣ケアは最強のアンチエイジングです。膣が変わると体が変わり、その効果は精神にまで及びます。更年期は、どうしても気分が沈みがち。そんなときこそ膣ケアを始めてください。**閉経は、新しい扉を開くチャンスなのです。**

1,200円＋税

径書房のまじめなセックスの本

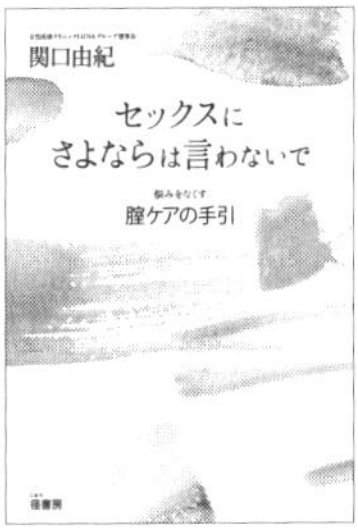

セックスにさよならは言わないで

悩みをなくす膣ケアの手引

女性医療クリニックLUNAグループ理事長　女性泌尿器科医
関口 由紀 著

閉経によって女性ホルモンが減少すると、**50%の女性がGSM《ジーエスエム》（閉経関連尿路性器症候群）という疾患に襲われます**。陰部のかゆみや痛み、頻尿や尿モレ、性交痛や性交後の出血・性欲低下などがおもな症状ですが、この病気は、**長期にわたって治療が必要な慢性疾患で、しかも、放っておけば症状が進行・悪化してしまう進行性疾患**です。不快なだけでなく、積極的に生きる気力さえ奪われる可能性があるのです。
「もしかしたら」と思ったら、本書掲載のセルフチェックシートで確認してください。セルフケアを行い、必要な治療を受ければ、不快な症状は必ず改善します。

1,500円＋税

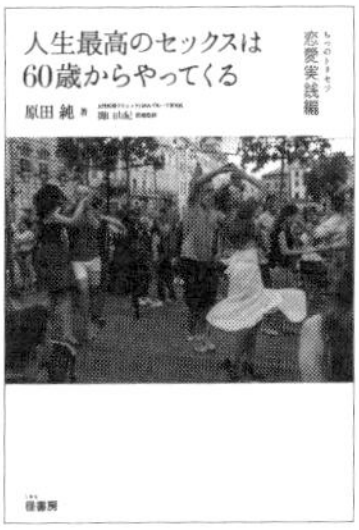

人生最高のセックスは60歳からやってくる

ちつのトリセツ　恋愛実践編

原田 純 著
女性医療クリニックLUNAグループ理事長　女性泌尿器科医
関口 由紀 医療監修

「いい年をして恋愛なんてみっともない。セックスなんて、とっくに卒業した……」なんて考えていませんか？　ちょっと待ってください。いくつになっても、元気で楽しく生きて行きたいと思うなら、恋愛に臆病になってはいけません。**大人には大人の恋愛があり、大人の性愛があります**。若いころにはできなかった、優しさやいたわりに満ちた大人の恋愛をいたしましょう。ときめきは、あなたの脳や体を若返らせ、生きる喜びを与えてくれます。もう歳だからと、しょぼくれている場合ではありません。**男性も、ぜひお読みください**。たった一度の人生です。もっともっと楽しみましょう。

1,600円＋税

愛されるペニス
サイズ神話のウソ・ホント

2024年3月09日　第1刷発行

著者　原田純 / 熊本美加 / スドウユイ
医療監修　関口由紀

〒150-0043
東京都渋谷区道玄坂 1-10-8-2F-C
電話 03-6666-2971
FAX 03-6666-2972

装丁　草薙 伸行（Planet Plan Design Works）
カバーイラスト　加藤千歳
本文イラスト　針谷由子
印刷所　明和印刷株式会社
製本所　株式会社積信堂

ISBN: 978-4-7705-0239-1